RELATION

D'UNE

ÉPIDÉMIE DE DIPHTHÉRIE

A BOURG

ET DANS LES ENVIRONS

PAR

M. Marius RASUREL

DOCTEUR EN MÉDECINE

EX-INTERNE A L'HOTEL-DIEU DE BOURG

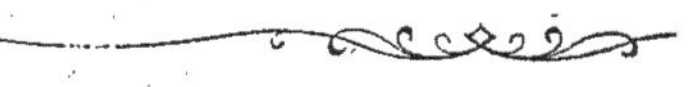

LYON

IMPRIMERIE DE LA PROVINCE

L. DUC & F. DEMAISON

Editeurs de l'Académie des Lettres de la Province

101, Grande rue de la Guillotière, 101

1882

UNE ÉPIDÉMIE DE DIPHTHÉRIE

A BOURG

RELATION

D'UNE

ÉPIDÉMIE DE DIPHTHÉRIE

A BOURG

ET DANS LES ENVIRONS

PAR

M. Marius RASUREL

DOCTEUR EN MÉDECINE

EX-INTERNE A L'HOTEL-DIEU DE BOURG

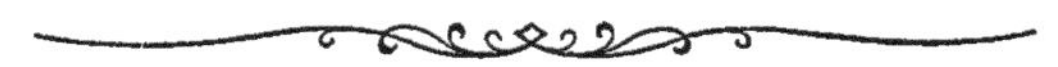

LYON

IMPRIMERIE DE LA PROVINCE

L. DUC & F. DEMAISON

Éditeurs de l'Académie des Lettres de la Province

101, Grande rue de la Guillotière, 101

1882

A LA MÉMOIRE DE MON PÈRE

ET DE M,ON PARRAIN

—

A MA MÈRE

A MA MARRAINE

—

A Monsieur HUDELLET

MÉDECIN DE L'HOTEL-DIEU A BOURG

INTRODUCTION

Pendant notre internat à l'Hôtel-Dieu de Bourg, nous avons assisté à une épidémie de diphthérie qui, bien que ne présentant pas de caractères infectieux, n'en a pas moins fait un assez grand nombre de victimes.

Bien entendu, nous ne rapportons pas ici tous les cas de diphthérie observés à Bourg et dans ses environs ; mais les observations que nous publions, seront, nous le croyons, suffisantes pour donner une idée exacte des caractères de cette épidémie.

Rien ici, dans la marche, ne rappelle les symptômes classiques de cette terrible maladie, tels qu'on est habitué à les rencontrer dans les hôpitaux d'enfants de grande ville. Là, la maladie tue, tantôt en empoisonnant tantôt en étranglant ses victimes ; ici, sauf quelques rares exceptions, point de phénomènes toxiques. La diphthérie asphyxie, elle n'empoisonne pas ; elle tue d'une façon purement mécanique.

On ne voit ni jetage ni ganglions énormément tuméfiés. Les enfants restent debout tant que l'asphyxie ne les terrasse pas.

Par sa marche et ses caractères, cette épidémie paraît ressembler à la diphthérie genevoise, telle que l'a décrite Revillod.

Nous publions un assez grand nombre d'observations ; car il nous semble qu'on doit donner la première place aux faits : les commentaires et les déductions venant seulement en seconde ligne.

Quelques-unes de ces observations ont été prises par nous, d'autres nous ont été communiquées par le docteur Hudellet. Nous avons assisté, sauf quelques rares exceptions, à toutes les opérations, et suivi les malades, d'une façon régulière. Ces observations ont été prises avec le plus grand soin et la plus grande exactitude.

Nous ne voulons pas faire, ici, l'étude générale de la

diphthérie. Notre but est simplement de montrer ce qu'a été l'épidémie à laquelle nous avons assisté.

Que notre maître, M. Hudellet, médecin de l'Hôtel-Dieu de Bourg, dont l'extrême bienveillance à notre égard ne s'est jamais démentie, et dont les conseils nous ont toujours soutenu dans nos moments de défaillance, veuille bien recevoir ici le témoignage de notre gratitude la plus profonde.

Nous ne terminerons pas sans adresser à M. le professeur Bondet nos remercîments pour l'honneur qu'il nous a fait, en voulant bien accepter la présidence de notre thèse.

ÉTIOLOGIE

Le croup peut être primitif ou secondaire : primitif, lorsqu'il apparaît au milieu de la santé ; secondaire, quand il survient comme complication dans le courant d'une autre maladie, la rougeole, la scarlatine, etc. Ici, il a été primitif et secondaire. Voyons quelle peut être la cause de cette épidémie ?

L'opinion publique a invoqué deux causes pour expliquer cette épidémie : les travaux de terrassements et l'humidité. Quelle est la valeur de ces deux causes ?

La diphthérie éclata à Bourg en mars 1880. Or, pendant la précédente année, toutes les rues de la ville avaient été bouleversées par l'établissement des conduits destinés à amener les eaux de Lent et à les distribuer dans tous les quartiers. Cette eau, en outre, n'avait pas un écoulement suffisant, elle séjournait dans les rues et surtout dans le sous-sol.

Les terrassements ont, sans contredit, une grande influence sur le développement de certaines épidémies.

Est-ce le cas ici ? Nous ne le croyons pas, et voici pourquoi : Ces travaux étaient terminés au commencement d'octobre 1879, et c'est seulement en mars 1880 que débute l'affection.

Tout un hiver s'est donc écoulé entre la fin des terrassements et le commencement de l'épidémie, et on se le rappelle : c'était l'hiver si rigoureux de 1879 à 1880.

Si des ferments avaient été remués et livrés en quelque sorte à la circulation, auraient-ils attendu six mois de manifester leurs effets ?

De plus, et c'est un fait dont il ne faut pas négliger l'importance, un cas de diphthérie a été signalé à la même époque (mars 1880), à Saint-Denis, situé à trois kilomètres de tous les travaux entrepris à Bourg.

Le rôle joué par l'humidité est-il plus sérieux ? Oui, cela paraît incontestable ; mais c'est, croyons-nous, un rôle purement secondaire, accessoire, prédisposant si l'on veut et, du reste, dès longtemps connu et admis.

Voyons comment on peut expliquer son action. Bourg est une ville humide, humide par sa situation dans une vallée dont les eaux s'écoulent lentement et avec difficulté ; humide par son atmosphère chargée de brouillards; humide plus encore actuellement depuis l'arrivée de sources abondantes qui jettent dans les rues une quantité considérable d'eau, dont l'écoulement n'est peut-être pas suffisamment assuré.

Les égoûts très irréguliers, très imparfaits, laissaient beaucoup à désirer ; comme, du reste, le niveau des rues, très inégal, se prête fort bien à la stagnation de l'eau.

C'est pendant les mois humides que les cas les plus nombreux ont été signalés, et presque tous les enfants atteints, habitaient des rez-de-chaussée bas et mal aérés.

La classe aisée a été, à de rares exceptions près, absolument préservée : quelques chiffres montreront l'importance de cette cause (humidité et mauvaises conditions hygiéniques).

Sur 29 cas observés à Bourg, onze portent sur des enfants habitant constamment, jour et nuit, des rez-de-chaussée (à Bourg, tous les rez-de-chaussée sans sous-sol sont humides et malsains), et douze des enfants séjournaient pendant le jour au rez-de-chaussée et couchaient la nuit à un étage supérieur. Ainsi, 23 sur 29 se trouvaient exposés à l'humidité.

Les mois les plus chargés sont aussi les plus humides. Voici la répartition par mois : Janvier, 3 ; février, 2 ; mars, 3 ; avril, 4 ; mai, 1 ; juin, 2 ; juillet, rien ; fin août, 1 ; septembre, 3 ; octobre, 1 ; novembre, 2 ; décembre, 6.

Vingt-neuf cas, c'est peu, et on ne saurait en déduire des conclusions bien probantes. Si petite pourtant que soit une statistique, elle apporte son léger tribut, et, rapprochée d'autres faits, elle peut avoir une importance à un moment donné.

Tous les quartiers de la ville ont été plus ou moins touchés, mais on a observé plusieurs foyers très nets.

L'un, dans un carrefour où cinq rues viennent aboutir (carrefour du Lion-d'Or). C'était un véritable centre. Cinq cas de croup ont été observés dans un rayon de 40 ou 50 mètres, à des intervalles plus ou moins éloignés : le premier cas en juin 1880, le second en septembre 1880, le troisième en février 1881, le quatrième en mars, le cinquième en avril.

Un autre foyer, rue des Potiers ; trois cas dans un rayon de 50 mètres environ : décembre 1880, 2 cas ; avril 1881, 1 cas.

Un autre point très intéressant serait l'étude de la marche de la maladie, son mode de propagation. Ici, presque rien à signaler.

Depuis douze ans, pas un cas de diphthérie n'avait, paraît-il, été observé à Bourg. En 1867 et 1868, une épidémie assez sérieuse avait frappé différents quartiers. En 1880, elle reparaît ; un cas survient, puis, sans qu'on puisse établir de filiation, d'autres se montrent simultanément ou successivement dans différents quartiers.

Ce sont, en quelque sorte, des poussées : on constate 3, 4, 5 cas ; puis tout disparaît pendant un mois, six semaines ou deux mois. Nouvelle série séparée par un nouvel intervalle, et ainsi jusqu'à la fin où trois cas de croup, survenus presque en même temps, terminent l'épidémie.

En résumé, une seule cause, prédisposante, si l'on veut, paraît bien établie : c'est l'humidité, humidité atmosphérique (ce sont les mois d'été qui offrent le moins de cas), humidité des maisons, 23 enfants sur 30 observés à Bourg, habitaient des appartements humides.

Y a-t-il une cause plus spéciale ? nous ne le savons. La diphthérie a frappé notre contrée, comme elle l'a frappée plusieurs fois déjà sans qu'on sache pourquoi. Elle vient à un moment et disparait, s'éteignant en quelque sorte sur place.

Revillod croit à la prédisposition de certaines personnes à la diphthérie. Plusieurs fois, il a vu à des intervalles plus ou moins éloignés la diphthérie frapper des enfants d'une même famille.

Voiçi deux faits qui paraissent confirmer cette manière de voir et que nous rapportons sans leur accorder une trop grande importance ; car en pareille matière, il faut, avant de conclure, un nombre considérable d'observations.

En mars et avril 1881, deux jumeaux sont atteints, l'un après l'autre de croup (enfants Laurent-Lafougère). Douze ans avant, les parents avaient déjà vu mourir un de leurs enfants du croup.

A Chateau - Gaillard , un cas de croup (obs. 34) dans une famille qui en dehors de toute épidémie avait déjà perdu un enfant, trois ou quatre ans avant, de la même maladie.

Ici pourtant, il faut noter un fait qui peut avoir une réelle importance. Il y a trois ans, comme nous venons de le dire, cette famille avait perdu un enfant du croup. Les vêtements du petit mort avaient été mis de côté. Un jour la mère les met à son autre enfant et quinze jours après, il est pris des symptômes du croup.

Est-ce une pure coïncidence, ou y a-t-il plus que cela ? Nous n'osons nous prononcer, tout en admettant la possibilité de l'infection dans ces conditions.

Ces vêtements avaient été soigneusement rangés à la mort de ce malade, il est très admissible que des éléments de contagion aient pu ainsi conserver toute leur vigueur.

La diphthérie a presque toujours été primitive, sauf dans trois cas dont nous parlerons à propos de la diphthérie secondaire.

L'observation 2 nous permet de parler de la période d'incubation et de sa durée. Le 16 mars soir, le docteur Hudellet opère l'enfant Guérin : à peine la peau est-elle incisée que la petite malade cesse de respirer. La trachée est ouverte et on procède à l'insufflation avec le tube, insufflation longtemps prolongée. Le 19 au matin, c'est-à-dire deux jours et demi après l'opération, une petite fausse membrane est constatée sur l'amygdale gauche. L'incubation avait duré 60 heures. Ajoutons que, pendant cet intervalle, l'autopsie de cette enfant avait été faite, ce qui, à l'extrême rigueur, pourrait être une cause d'erreur.

Diphthérie secondaire. — Trois cas ont été constatés : deux cas après la rougeole, l'un sans infection, enfant Morel (Obs. 3) ; l'autre (Observation 35 A) succombe rapidement à une véritable intoxication. Un cas consécutif à une coqueluche ; cas de diphthérie généralisée (enfant Guérin). L'enfant Morel est intéressant ; il réunissait toutes les conditions nécessaires pour avoir une diphthérie grave. Il avait eu la scarlatine, compliquée d'adénite suppurée ; à peine guéri, il prend la rougeole, et huit jours après, des fausses membranes apparaissent. On l'opère, il guérit facilement, sans autre accident qu'un peu de dysphagie de courte durée.

SYMPTOMES & MARCHE

Que le croup envahisse d'emblée le larynx ou qu'il soit précédé par une angine diphthéritique, la production membraneuse du larynx s'annonce aussitôt par des troubles de la voix et de la respiration. On peut dire de la fausse membrane qu'elle résume en elle l'histoire du croup.

Si l'affection est localisée au pharynx : presque rien, un léger mal de gorge ; pas ou très-peu de fièvre ; un peu de malaise, un engorgement ganglionnaire modéré. L'enfant mange, s'occupe et s'amuse. Si on examine la gorge, on trouve, sur le pilier et sur les amygdales ou sur les parois postérieures du pharynx, une ou plusieurs fausses membranes qui, après deux, trois, ou quatre jours, se détachent : tout est dit. Pas d'albumine dans l'urine, pas de paralysie consécutive, sauf dans un cas.

Le croup succède le plus souvent à une angine (onze fois sur vingt-huit). Le plus souvent, les enfants restent debout : tant que la gêne respiratoire n'est pas trop forte. Il y a là un contraste frappant entre la gravité de la ma-

ladie et les apparences relativement bénignes des symptômes pendant la première période.

La diphthérie bressanne, comme nous l'avons déjà dit,
se rapproche beaucoup par ses caractères de la diphthérie
étudiée à Genève par Revillod, et de cette forme spéciale
qu'il a voulu séparer de la véritable diphthérie. En d'autres termes, c'est la diphthérie bénigne, non toxique :
celle qui tue en étouffant mécaniquement les malades.

En France, on admet pour la diphthérie ce qu'on admet pour les différentes affections épidémiques (rougeole,
scarlatine, variole, fièvre typhoïde, etc.), des degrés.

C'est toujours la même maladie ; la gravité seule dif-
fère. Aujourd'hui légère, demain grave : sans qu'on
puisse affirmer le pourquoi. Question très-intéressante,
très-embrouillée, sur laquelle on commence à avoir
quelques aperçus depuis les recherches de Pasteur et
Toussaint sur les virus : action plus ou moins intense
suivant leur concentration.

Cette épidémie était bénigne : la preuve, c'est que la
plupart de ces enfants paraissaient à peine malades, tant
que la respiration était libre ; c'est que tous guérissaient
après la trachéotomie, lorsque la maladie ne se propa-
geait pas ou n'existait pas dans la trachée et les bronches. Il n'y avait ni jetage, ni gros ganglions tuméfiés,
ni cet état général grave qui survient en dehors de toute
gêne respiratoire et qui est le fait de l'empoisonnement
(sauf dans trois cas cependant).

Les complications étaient rares, aussi presque jamais
d'albumine et trois fois seulement une paralysie légère.

En résumé, répétons-le, sauf deux cas, ils mouraient
tous mécaniquement et pas autrement.

Maintenant quelques exemples : L'un, c'est l'enfant Meunier (Obs. 28), qui un peu souffrant et légèrement oppressé fait néanmoins plusieurs kilomètres dans la soirée du 25 septembre, et, le lendemain à neuf heures du matin, l'opération était urgente. Suite simple, guérison rapide.

Chez un autre enfant, petite fille de sept ans (Obs. 25), forme à marche lente. Le quatrième jour qui suit l'opération, elle se lève et se met au piano.

Deux fois, après l'opération, l'état général a été profondément modifié. L'un des enfants est mort, guéri du croup (il respirait sans canule), subitement, probablement par syncope. L'autre succombe à un véritable empoisonnement ; un vésicatoire avait été malheureusement mis sur la poitrine ; la plaie résultant de ce vésicatoire, se recouvre de fausses membranes, qui gagnent en étendue. L'état général devient très mauvais et l'enfant meurt le neuvième jour après la trachéotomie.

En résumé, règle générale, les petits opérés guérissent sans incident marqué, ou ils sont emportés par la diphthérie bronchique, sauf pourtant quelques exceptions que nous signalerons à l'article : Complications.

Le plus souvent l'affection a débuté par le pharynx (19 sur 28). Une fois la diphthérie a réellement paru ascendante. Des fausses membranes ont été réellement constatées dans le pharynx, après la trachéotomie, chez un enfant qui n'en avait pas eu auparavant.

Enfin, huit fois le croup a pu être considéré comme croup d'emblée ; nous disons, a pu être considéré, car quelques doutes restent dans notre esprit. Nous nous demandons si fréquemment une angine légère n'a pas pu passer inaperçue. Nous sommes autorisé à tenir ce langage. Voici ce que nous avons vu chez un de nos enfants : appelé dans une famille pour voir une petite fille atteinte de croup, on nous montre, comme par hasard, son petit frère (enfant Clerc, obs. 15), légèrement ;ndisposé et qu'on avait imprudemment laissé dans la maison. Nous examinons la gorge et nous trouvons de petites fausses membranes ; l'enfant est debout et paraît à peine malade. C'était le 23 décembre, le 26 plus rien ; il est considéré comme guéri.

Le 4 janvier, rappelé auprès de lui, on constate un croup avancé, dont les premiers symptômes s'étaient déclarés le 2 janvier.

Six à sept jours s'étaient écoulés, entre la fin de l'angine et le début apparent du croup.

Même chose peut-être, pour l'enfant Dufour, qui s'était plaint d'un léger mal de gorge, quelques jours avant le croup.

Le croup d'emblée existe certainement, mais il est peut-être plus rare qu'on ne le croit.

ÉVOLUTION

On peut diviser l'évolution du croup en deux périodes, l'une de dyspnée, l'autre d'asphyxie, les deux réunies ayant une durée excessivement variable. Mais que d'exceptions, surtout en temps d'épidémie, dans la marche et la succession des symptômes !

Il faut surtout se mettre en garde contre les surprises de cette maladie ; car si on observe des rémissions, cette amélioration n'est souvent que passagère, et on peut voir avec quelle brusquerie surviennent les accidents ultimes et avec quelle rapidité les malades sont emportés, comme le prouve l'observation de l'enfant Meunier, dont nous avons déjà parlé, et, presque en même temps, un autre enfant (Martin, obs. 30) mourait de vingt-quatre à vingt-six heures après le début de la dypsnée, les parents ayant refusé l'opération.

Dans ces deux observations, il est vrai, il y avait de l'enrouement depuis plusieurs jours ; la diphthérie faisait sourdement son œuvre et brusquement éclataient des symptômes graves.

Dans l'observation 25, petite fille Bozonnet : marche lente avec rémission. Le 16 avril, aphonie; elle rend des fausses membranes à plusieurs reprises ; le 24, on la considère comme perdue ; le 25, les accidents reparaissent et l'opération devient nécessaire, le 27, onze jours après le début.

Sur vingt-huit croups observés, vingt-quatre nécessitent l'opération, deux se terminent par la guérison spontanée, deux par la mort : les parents ayant refusé toute intervention chirurgicale.

QUELQUES SYMPTOMES EN PARTICULIER

1º *Accès de suffocation*. — Ils ont existé d'une façon certaine chez sept enfants ; pas du tout chez onze. Pour les autres, les renseignements précis manquent : soit parce que les enfants ont été vus à une période trop avancée pour qu'on puisse les suivre assez longtemps sur l'existence de ces accès ; soit parce que les renseignements donnés par les parents manquaient de précision. Quelquefois ils ont été assez violents (Obs. 3, 7, 12, 25, 31), pas assez pourtant pour forcer la main et faire opérer avant le début de la période d'asphyxie.

2° *Température*. — Nous parlons ici de la température de l'angine et du croup, avant toute intervention chirurgicale. Elle a été généralement peu élevée, oscillant entre 37°2' et 38°, atteignant une fois 38°4'.

La température rectale a été prise chaque fois que cette petite opération ne déterminait pas de l'agitation.

3° *Albuminurie*. — L'albuminurie est un symptôme

assez fréquent, puisque, d'après quelques statistiques (Sée, Barbosa), on la constate dans la moitié ou le tiers des cas. La cause qu'on a invoquée est due, soit à la diphthérie (cause spécifique), à une congestion rénale asphyxique ou même une néphrite.

Ici, l'albumine est rarement constatée, elle a toujours été recherchée (excepté dans deux ou trois cas, que nous n'avons pas suivis régulièrement) et à plusieurs reprises, aussi bien dans les cas d'angine et de croup, avant et après l'opération et pendant la convalescence.

Deux fois on a trouvé de l'albumine dans les urines (Obs. 33, enfant Morgue, souffreteux, maigre et opéré du croup). L'albumine apparaît au neuvième jour de la maladie, trois jours après l'opération et cesse d'exister dix jours après.

Obs. 35. — Albumine au sixième et septième jour; quatre jours après l'opération, albumine en quantité considérable. L'enfant succombe aux progrès d'une diphthérie cutanée, développée sur la surface d'un vésicatoire.

Dans ces deux cas, pas d'œdème.

4° *Epistaxis*. — Deux fois (Obs. 7). Croup, épistaxis avant l'opération, diphthérie bronchique. Mort.

Obs. 26. — Croup, épistaxis. Guérison.

5° *Eruption*. — Les fièvres éruptives peuvent apparaître dans les différentes périodes du croup. Ici, une seule fois (enfant Martin, Obs. 5), croup. Vingt-quatre heures après l'opération apparaît une éruption scarlatiniforme, avec une élévation considérable de la température.

Avant l'opération, 37° 2 ; le jour de l'éruption, c'est-à-dire le lendemain de l'opération, 38° 5, dans l'aisselle, on n'a pas noté le mal de gorge et on n'a pas songé à la scarlatine ; on croit à une de ces éruptions signalées comme apparaissant dans le cours de la diphthérie.

Puis, trois semaines après que l'enfant, guéri de son croup, commence à sortir, survient une desquamation absolument semblable à celle de la scarlatine. Cette affection n'existait pas à Bourg, à cette époque. Malgré cela nous pensons que c'est bien la scarlatine qui a coïncidé avec la diphthérie.

6° *Engorgement ganglionnaire.* — N'a jamais été très marqué, sauf deux cas après l'opération : enfants Saldi et Epeche, (obs. 21 et 35). Il a manqué quelquefois dans treize observations, et a été modéré le plus souvent (17 obs.). Restent quelques cas, dans lesquels il n'est pas fait mention de l'état des ganglions. Quelques autres qui n'ont pas été suivis d'une façon régulière et pour lesquels les observations n'ont pas été prises au jour le jour.

7° *Intoxication.* — Jamais avant l'opération on n'a constaté des signes d'infection ; deux ou trois fois seulement, après l'opération, on l'a vue apparaître. Nous en reparlerons à propos de la trachéotomie.

DIAGNOSTIC

Lorsqu'une épidémie survient dans un pays qu'elle n'a pas visité depuis longtemps, le diagnostic reste quelque temps en suspens. C'est ce qui nous est arrivé ici pour le premier cas de croup signalé. C'était un croup sans angine, sans adénite. Le docteur Hudellet, notre chef de service, après l'avoir examinée (fille Guérin), déclare que l'obstacle à la respiration siège dans le larynx : « S'il y avait de la diphthérie en ce moment, je n'hésiterais pas à diagnostiquer, croup ; mais, je l'avoue, je ne sais au juste quelle est la nature de l'affection. »

Nous reviendrons dans un instant sur cette observation et sur quelques autres qui furent réellement d'un diagnostic assez difficile.

Un assez grand nombre de cas d'angine ont été observés. Les fausses membranes étaient tellement nettes, tellement caractéristiques, que le diagnostic ne présenta jamais de diffficulté.

Quelquefois, pendant un jour ou deux, le diagnostic fut réservé ; mais la balance penchait tellement en faveur de la diphthérie, que toujours les enfants furent isolés.

Les fausses membranes siégeaient sur les amygdales, sur les piliers du voile du palais et sur la paroi postérieure du pharynx.

Elles adhéraient fortement. Il y avait peu ou pas de réaction fébrile, souvent une adénite légère ; les enfants étaient debout et paraissaient à peine malades.

Nous ne voyons réellement pas , étant donnés les caractères de cette épidémie, avec quelle autre affection on aurait pu confondre cette angine.

Le diagnostic du croup fut parfois moins facile. Ici deux catégories bien nettes : la première comprend le croup succédant à une angine ; là c'est très simple, on a constaté l'angine, le larynx s'est pris : le diagnostic s'impose.

Le diagnostic du croup d'emblée est souvent difficile, surtout quand tout se réunit pour rendre le problème plus épineux. Nous allons passer en revue quelques observations, et nous verrons les difficultés rencontrées.

Obs. 1. Cette enfant, chez laquelle on avait constaté l'existence d'une coqueluche est amenée à l'hôpital un soir : on la trouve asphyxiant. C'est une affection laryngée, tout l'indique. Mais quelle en est la nature ? Il n'y a pas d'angine, pas de fièvre et pas de ganglions engorgés, pas de diphthérie connue en ce moment. Est-ce un corps étranger ? l'existence de l'aphonie, d'une dyspnée lentement progressive ? Les renseignements fournis par les parents font éloigner cette idée. L'enfant, très intelligente, aurait certainement raconté à ses parents qu'elle avait avalé quelque chose. Est-ce une laryngite aiguë, un œdème de la glotte ? Il n'y a pas de fièvre, il n'y en a pas eu. Le premier diagnostic est donc forcément rejeté.

L'œdème primitif de la glotte est bien rare et ici, il n'y a eu ni affection chronique antérieure, ni abbuminurie. L'examen de la gorge à la vue et au toucher, montre qu'il n'existe aucune tumeur et aucun abcès.

Par élimination et avec quelques raisons on arrive au diagnostic : croup, malgré l'absence des fausses membranes dans la gorge, d'engorgements ganglionnaires et de cas connus de diphthérie. Du reste, l'indication est formelle, l'asphyxie est d'origine laryngée. Il faut ouvrir la trachée ; à l'autopsie, nous l'avons dit, tout l'appareil respiratoire est tapissé de fausses membranes.

Obs. 3. Scarlatine , deux mois après, rougeole, et 8 jours après le début de celle-ci, aphonie, puis dyspnée progressive, arrivant jusqu'à l'asphyxie. Nouveau problème : est-ce une laryngite striduleuse, comme il en survient parfois à la suite de la rougeole, ou plutôt un croup ? Hypothèse acceptable, puisque quelques cas de diphthérie ont été signalés. Là encore, il manque un élément important, l'angine : il n'y en a pas et il n'y en a pas eu, car l'enfant a été examiné avec soin dès le début de la rougeole : on croit à un croup sans pouvoir l'affirmer d'une façon positive. Le rejet des fausses membranes, les troubles ultérieurs de la déglutition, montrent qu'il s'agit bien d'une diphthérie laryngée.

Obs. 5, 16, 23, 28, 33. Croup d'emblée. Le diagnostic ne présente pas de difficulté sérieuse : on est prévenu de la possibilité du croup et la marche est classique.

Obs. 20. C'est plus facile encore ; le petit malade s'est trouvé en contact avec un autre enfant mort du croup.

Obs. 38. Début brusque pendant la nuit par un accès de suffocation : on croit à une laryngite striduleuse. La respiration est difficile ; il survient de l'aphonie ; il y a de la fièvre ; un peu de catarrhe naso-oculaire. Un petit point blanc dans la gorge. Puis il survient du tirage, du sifflement laryngé, une obscurité de la respiration.

Est-ce un croup, une laryngite aiguë ? Pendant deux jours on s'est posé cette question.

En faveur d'une laryngite aiguë, il y avait le début brusque, la fièvre et le catarrhe naso-oculaire.

Le petit point blanc pouvait faire songer à la diphthérie qui pourtant fut rejetée, avec raison, croyons-nous, car l'enfant a guéri spontanément, sans jamais rendre de fausses membranes. Le petit point blanc, qui disparut sans qu'on pût jamais l'examiner, ressemblait beaucoup à une concrétion folliculaire.

En somme, le diagnostic présente des difficultés sérieuses dans deux ou trois cas seulement : enfant Guérin, obs. 1 ; enfant Morel, 3 ; enfant Gallet, 38.

TRAITEMENT

Le traitement de la diphthérie ne peut pas être formulé en règle précise : de spécifique, il n'y en a pas. Chaque cas comporte ses indications ; elles varient d'un sujet à l'autre, suivant la localisation, suivant aussi la nature de l'épidémie.

Nous allons voir ce qui a été fait comme thérapeutique pendant le cours de cette épidémie : nous pouvons le dire dès maintenant, elle s'est réduite à peu de chose. Une seule indication a été rigoureusement suivie : on a soutenu les malades par les toniques et l'alimentation, évitant tout ce qui pouvait déprimer les forces et diminuer les conditions de résistance. Ainsi, s'agissait-il d'une angine : on rejetait tout traitement local, lorsqu'il fallait entreprendre une véritable lutte avec le petit malade, et on se bornait à faire prendre du chlorate de potasse et des toniques.

Si, au contraire, l'enfant était docile, on touchait de temps en temps le pharynx avec le jus de citron ; jamais on n'a eu recours à des cautérisations énergiques, car on

les jugeait peu utiles, difficiles et quelquefois dangereuses. Difficiles, car l'enfant se débat et on cautérise en
aveugle ; peu utiles, l'expérience a généralement montré
qu'elles ne détruisaient rien et qu'elles n'empêchaient
nullement la propagation au larynx ; dangereuses, car
elles peuvent déterminer des eschares et rendre tout au
moins l'alimentation difficile, en augmentant l'inflammation de la gorge.

En résumé, le traitement des angines diphthéritiques
a été généralement formulé ainsi : Chlorate de potasse,
jus de citron, toniques, alimentation ; les désinfectants
n'ont pu être employés : l'affection n'a jamais eu d'abord
de caractères infectieux, et tous les cas de localisation
pharyngée se sont terminés par la guérison.

On est toujours embarrassé quand il faut formuler un
traitement, dans une affection comme le croup. A part
les toniques, qui sont toujours indiqués, et les vomitifs,
qui le sont presque toujours, on ne sait à quel médica-
ment il faut avoir recours.

Ici, au moins dans la moitié des cas, il ne pouvait être
question de traitement médical de longue durée ; les enfants étaient arrivés à la période d'asphyxie : il fallait
intervenir chirurgicalement. Lorsqu'on a pu suivre les
petits malades, le traitement a été le plus souvent celui-
ci : Vomitifs, plus ou moins répétés (ipéca, jamais le
tartre stibié), assez souvent du cubèbe et toujours du vin
et de l'alcool, du quinquina et du lait.

On nous reprochera peut-être la simplicité de ce traitement, en nous disant qu'on aurait pu faire davantage
comme thérapeutique. Nous répondrons que souvent il
y avait urgence ; tout ce qu'on pouvait faire, c'était d'es-

sayer un dernier vomitif. Enfin, quand on avait du temps devant soi, on s'est souvent demandé ce qu'il fallait prendre dans cette foule de médicaments préconisés contre le croup. qui tous ont eu leur moment de vogue, puis étaient abandonnés quand une expérience venait démontrer leur parfaite inutilité.

Le traitement a donc été très-simple, et voici comment se répartissent, avant toute opération, les cas de croup observés :

Vingt-quatre aboutissent à la trachéotomie, deux se terminent par la mort, les parents ayant refusé toute opération. Deux cas, assez légers, se terminent par la guérison.

TRACHÉOTOMIE

INDICATIONS ET CONTRE-INDICATIONS

On a opéré tous les croups arrivant à la période d'asphyxie : dans aucun cas il n'y a eu de contre-indication sérieuse. La tendance actuelle est du reste d'opérer, quand il y a asphyxie, sans se laisser arrêter par les questions d'âge ou d'intoxication. Quelques rares succès obtenus en pareil cas justifient largement cette conduite. Ici la question d'âge seule aurait pu faire rejeter l'opération. Deux fois on s'est trouvé en présence d'enfants de 16 et 18 mois (obs. 11 et 20). Ils ont été opérés tous deux, ils sont morts ; l'opération n'a pas fait de mal, elle a prolongé l'existence de quelques heures et la mort paraît due surtout à l'existence de fausses membranes dans les bronches. Le diagnostic de ces dernières n'est pas facile, disons mieux, il est presque impossible. Une fois on a cru à la présence de pseudo-membranes bronchiques (obs. Bozonnet 25), se fondant sur la longue durée de l'affection et surtout sur quelques bruits anormaux et passagers, entendus au niveau des bases pulmonaires. L'enfant fut opérée et guérit promptement.

La présence de fausses membranes dans les bronches, ne pouvant être reconnue d'une manière certaine ; on ne peut donc en faire une contre-indication opératoire.

Moment de l'intervention. — C'est là un point délicat à saisir, il ne faut pas opérer trop tôt, car le croup guérit quelquefois sans opération ; il ne faut pas non plus opérer trop tard, car on peut être surpris, surtout quand il existe des accès de suffocation, et opérés trop tardivement, les enfants ont moins de chances de guérir.

Ici, toutes les fois qu'on a pu choisir le moment, on a opéré au début de la période d'asphyxie. Deux fois au moins, on a opéré beaucoup plus tard (Obs. 1 et 15).

MANUEL OPÉRATOIRE

C'est la trachéotomie supérieure qui a toujours été faite, par un procédé qui tient le milieu entre le procédé lent et le procédé rapide.

1° Section de la peau.

2° Section des parties molles.

3° Ponction et ouverture de la trachée.

S'il est indiqué d'aller vite, on peut terminer rapidement l'opération. La plaie a été, autant que possible, réduite aux plus petites dimensions ; on s'est toujours servi du bistouri, jamais du thermo-cautère.

ACCIDENTS SURVENUS PENDANT L'OPÉRATION

Obs. 1. -- Un cas de mort: l'enfant était arrivée à la dernière période d'asphyxie : placée sur la table d'opération, elle ne fait aucun mouvement et cesse de respirer dès la première incision. La trachée est rapidement ouverte et on emploie en vain tous les moyens pour la ranimer, car la petite malade était arrivée à cette période ultime, où il suffit d'un rien, d'un choc, d'un mouvement pour activer et précipiter la mort.

A l'autopsie, des fausses membranes étaient trouvées presque dans les dernières bronches. Faite plus tôt, l'opération eût probablement été impuissante.

Hémorrhagie. — Une hémorrhagie secondaire assez sérieuse (Obs. 12), survient deux ou trois heures après l'opération ; l'enfant perd une quantité assez considérable de sang. Traitement par la compression et l'amadou ; l'hémorrhagie s'arrête, suite simple ; guérison.

Hémorrhagie primitive (Obs. 32). — Petit jet artériel, à l'angle supérieur de la plaie ; torsion avec pince hémostatique ; arrêt facile de l'hémorrhagie. Mort avec signes de bronchite pseudo-membraneuse.

Fausses membranes décollées et repoussées par la canule (Obs. 31). — L'introduction de la canule détermine l'asphyxie ; elle est retirée, puis réintroduite plusieurs fois : toujours même phénomène. Enfin, la pensée que de fausses membranes non incisées pouvaient avoir été décollées et repoussées vient à l'esprit. On reprend le bistouri, puis, après une légère incision, un flot de fausses membranes est rejeté. Nous croyons que la cause invoquée par nous est bien réelle, et que la canule repoussait de fausses membranes qui l'obstruaient ainsi que la trachée. L'enfant succombait deux jours après aux progrès de l'asphyxie.

Incision vicieuse (Obs. 29). — L'incision fut faite un peu sur le côté, ce qui amena des difficultés pour l'introduction de la canule. Suite simple. Guérison.

TRAITEMENT APRÈS LA TRACHÉOTOMIE

Cravate de mousseline autour du cou, vin, toniques, alimentation, air chaud et un peu humide ; changement de canule tous les jours et nettoyage de la plaie avec une solution phéniquée. Voilà tout ce qui a été fait dans les cas simples.

Une fois, on a essayé des inhalations d'oxygène et des pulvérisations de vapeur (Obs. 7) chez un enfant très résistant, qui lutta longtemps et finit par mourir d'asphyxie.

Dans plusieurs cas, on enlève des fausses membranes avec des pinces, notamment (Obs. 4, 7, 11). Les enfants moururent, les fausses membranes s'étendant probablement au-dessous des points accessibles.

Un petit moyen, qui paraît avoir rendu de véritables services, c'est l'introduction d'eau tiède dans la trachée toutes les fois que la canule tendait à se sécher. L'expectoration devenait alors plus facile et, avec elle, souvent des débris de fausses membranes étaient expulsés. Ce fait est surtout remarquable (Obs. 27 et 28) : deux cas qui parurent, à un moment, désespérés. Nous ne serions pas éloigné de lui attribuer la guérison.

SUITES ET MARCHE DE LA TRACHÉOTOMIE

24 opérations. — 12 guérisons et 12 morts. Des douze guérisons, 5 sur 20 sans le moindre accident.

Peu de réaction fébrile et de courte durée. Température 38° 5 et rarement 39°. Les enfants s'alimentent, sont gais et se lèvent promptement (obs. 23, 24, 29, 34, 37.)

A côté de celles-ci on pourrait placer les (obs. 3, 5, 12), mais elles ne sont pas absolument indemnes d'accidents puisque le n° 3 eut de la dysphagie, le 5 une scarlatine, et le 12 une hémorrhagie. Complications légères, en somme, et qui n'entravèrent en rien la guérison.

Trois enfants eurent des accidents sérieux (27, 28, 33) 27 et 28, bronchite intense avec fièvre et faillirent mourir ; 33, bronchite et albuminurie.

Enfin, chez l'un d'eux, il a été impossible jusqu'à présent d'enlever la canule. A l'une des premières tentatives l'enfant faillit succomber : la respiration devenant difficile, on voulut remettre la canule. La plaie s'était rétrécie ; l'enfant pris d'un accés de colère, cesse brusquement de respirer. Il fallut reprendre le bistouri, élargir la plaie et recourir à la respiration artificielle et l'insufflation. L'enfant finit par revenir. Depuis lors, plusieurs tentatives sont restées infructueuses. Le larynx est libre, car l'enfant parle malgré la canule. Ce sont sans doute des bourgeons charnus développés sur la trachée qui l'empêchent de respirer. On ne peut pas songer à l'existence d'un polype antérieur à l'opération. c'était bien le croup comme le prouve l'existence de fausses membranes pharyngées.

Enlèvement de la canule. — La canule était enlevée tous les jours pour permettre le nettoyage de la plaie et essayer la perméabilité du larynx.

Voici les époques à laquelle cette canule a pu être enlevée :

Au bout de 8 jours. 3
— — 9 — 2
— — 12 — 2
— — 13 — I
— — 14 — I
— — 17 — I
— — 24 — I

Un autre porte encore sa canule.

L'enfant qui a conservé sa canule pendant 24 jours, était très nerveux, à chaque tentative, il était pris d'accès de colère et de désespoir, et c'est là, sans doute, la raison qui empêcha de l'enlever plus tôt.

COMPLICATIONS

Locales.— Inflammation de la plaie et des parties voisines, constatée 5 fois. Deux des enfants guérissent (27, 28.) Trois meurent (7, 31, 35.) On le voit, les accidents locaux ont pour ainsi dire été l'exception. Ils n'ont jamais été sérieux pour amener la mort.

Paralysies. — Trois fois seulement (obs. 3, 33.) Dysphagie assez persistante. Obs. 18. — Vue très bonne avant l'angine ; quelque temps après, l'acuité est réduite à 1/5, puis remonte à 2/3, et enfin redevient normale. L'affection a paru ici porter sur le fond de l'œil ; il n'y avait pas de paralysie de l'accomodation, la pupille était contractile.

Autres complications et causes de mort. — Ici nous devons faire quelques réserves : les enfants ayant été presque tous opérés en ville. L'autopsie a été très-rare puisqu'on n'en a fait qu'une. Par conséquent, tout ce que nous allons dire ne repose pas sur des données précises, certaines, irréfutables de l'anatomie pathologique, mais seulement sur les phénomènes constatés pendant la vie, et il peut y en avoir de sérieux.

Huit enfants paraissent avoir réellement succombé à la diphthérie bronchique (Obs. 1, autopsie). — (Obs. 4, 7, 14, 16, 20, 21 et 32). Tous ont rendu de fausses membranes au moment de l'opération. Chez tous, les progrès à l'asphyxie, semblaient bien se rattacher à la bronchite pseudo-membraneuse.

Un est mort de pneumonie aiguë, contractée certainement par refroidissement (Obs. 25). Cet enfant avait été amené à Bourg pour être opéré, par un froid rigoureux. C'était une pneumonie du sommet, constatée vingt heures après l'opération.

Accidents cardiaques. — Obs. 21. Les suites de la trachéotomie avaient été pénibles ; l'enfant se nourrissait mal, et il était survenu des accidents du côté de la plaie : gonflement, rougeur et odeur assez fétide. On lui enlève la canule le huitième jour au matin ; il respire facilement. Pendant la nuit, il est pris d'anxiété, d'angoisse, de pâleurs, de sueurs. Le pouls est petit, filiforme. L'auscultation n'indique rien.

La respiration est fréquente, mais ne paraît nullement pénible. La canule est replacée à tout hasard, mais n'amène aucun changement, et le petit malade succombe. L'autopsie n'a pu être faite, quoique l'enfant soit mort à l'hôpital, par suite de l'opposition formelle des parents.

Diphthérie cutanée. — Obs. 35. Au début de l'affection, les parents avaient eu la malencontreuse idée de mettre un vésicatoire sur la poitrine de l'enfant. Deux jours après l'opération, les surfaces ulcérées se recouvrirent de fausses membranes qui envahirent, de proche en proche, les parties voisines.

Le cou et la poitrine ne sont bientôt qu'une vaste fausse membrane, et l'enfant meurt neuf jours après l'opération, sans complication pulmonaire. Il meurt certainement de diphthérie cutanée.

Obs. 36. *Diphthérie secondaire, suite de rougeole.* — Mort rapide, trente-six heures après l'opération.

ANATOMIE PATHOLOGIQUE

Quelques mots seulement : nous ne pouvons pas nous étendre sur ce chapitre, une seule autopsie ayant été faite. Nous voulons uniquement parler des fausses membranes, dont les caractères ont varié du commencement à la fin de l'épidémie.

Pendant la première moitié, elles étaient généralement épaisses, dures, consistantes. (Obs. 4, 7, 11, 16). Plus tard, elles devinrent plus minces et surtout plus molles.

Le docteur Gombault, chef des travaux du laboratoire d'anatomie pathologique de la Faculté de Paris, a bien voulu examiner les fausses membranes rendues par le docteur Hudellet, et voici ce qu'il écrivait à son ancien collègue d'internat :

« Les fausses membranes, dont vous m'avez confié l'examen, présentent tous les caractères histologiques des fausses membranes de la diphthérie ; il n'y manque absolument que les cellules en bois de cerf, qui ne sont, du reste, nullement nécessaires pour caractériser le produit. Pour ce qui est de la nature de l'exsudat, qui est bien fibrino-leucocytique, et du mode d'arrangement des différentes couches, la description classique, celle de Rindflesth, par exemple, peut, mot pour mot, lui être appliquée. »

OBSERVATIONS

Observation I. — Croup. — Trachéotomie. — Mort

(Docteurs Pic, Hudellet, Virenque)

OBSERVATION PERSONNELLE

Guérin (Marie), quatre ans, est apportée, le 10 mars 1880, à la consultation de l'hôpital.

Elle tousse depuis quelques jours, et habite un quartier où règne la coqueluche, d'après ce que raconte la mère : c'est bien la coqueluche que paraît avoir l'enfant. Quintes de toux, provoquant le rejet de mucosités mêlées parfois à des débris d'aliments.

Santé antérieure bonne, sauf quelques accès de fièvre intermittente, contractée l'an dernier, pendant un séjour de la famille dans les Dombes. Habite un rez-de-chaussée humide.

L'examen des différents organes ne révèle rien d'anormal. Rien dans le pharynx, pas de fièvre. Température rectale 37°4'. Traitement : Extrait de belladone.

i2 mars. — La respiration est moins libre, sans qu'il existe réellement de la dyspnée. Pas d'albumine dans les urines. Vomitifs, belladone.

14 mars. — Pas de changement, sauf une légère altération de la voix qui devient enrouée ; respiration pure, rien dans le pharynx.

16 mars. — L'enfant est ramenée dans l'état suivant : très-abattue, se laissant aller sur les bras de la personne qui la tient ; face pâle et livide, marbrée de veines bleuâtres. Sifflement laryngé, tirage sus et sous-sternal. On ne peut la faire parler ; mais les parents racontent qu'elle était très-enrouée depuis la veille.

Respiration couverte par le bruit laryngé ; la percussion n'indique rien. L'exploration du pharynx ne fait rien découvrir. Pouls très-petit, irrégulier, fréquent. T. r. 37°6'. La mort paraît imminente.

La dyspnée paraissant d'origine laryngée, sans qu'on puisse en établir positivement la nature , la trachéotomie est décidée.

Apportée sur la table, l'enfant ne fait aucun mouvement. A peine la peau est-elle incisée que la respiration cesse. La trachée est rapidement ouverte et on emploie tous les moyens propres à la ranimer. Insufflation, respiration artificielle, flagellation. Tout est inutile, la mort est bien réelle.

Autopsie, vingt-deux heures après la mort. Appareil respiratoire. L'incision part immédiatement au-dessous du cartilage cricoïde.

Fausses membranes minces, ne recouvrant qu'une partie du larynx : trachées et bronches complètement recouvertes de fausses membranes plus épaisses et plus denses, s'étendant jusqu'aux plus petites ramifications.

Base des poumons, laissant s'écouler un sang noir. Emphysème vésiculaire et sous-pleural, sous le bord antérieur et au niveau des sommets.

Cœur mou, pâle ; caillots stratifiés dans le ventricule et oreillette droits, mi-partie fibrineux et mi-partie chroniques.

Autres organes paraissent sains à l'oreille nue.

Observation II. — Angine diphthéritique

L'observation suivante est intéressante, au point de vue de la durée de l'incubation diphthéritique, qu'elle peut établir d'une façon rigoureuse.

Le 16 mars, à cinq heures du soir, le docteur H... fait la trachéotomie de l'enfant Guérin. Insufflation prolongée au moyen du tube laryngien.

Le 19, matin, il ressent un léger mal de gorge ; entre le pilier postérieur gauche et l'amygdale, petite traînée blanchâtre longue de un centimètre et demi environ, et large comme un gros fil de coton.

Le soir, élargissement notable du produit blanchâtre ; malaise général sans fièvre.

Le 20, une deuxième traînée se montre sur la deuxième amygdale gauche. La première a maintenant de cinq à six millimètres de largeur.

Le 21, une troisième plaque blanchâtre se montre du côté droit ; les deux premières paraissent avoir de huit à dix millimètres de largeur. Etat de malaise persistant, mais ne nécessitant pas le repos.

Le soir, lassitude forçant à se mettre au lit. T. A. 37°9'. Ganglions notablement tuméfiés et douloureux à la pression.

Les 22 et 23, même état.

Le 24, rejet de deux fausses membranes solides résistant aux efforts faits pour les dissocier : larges de un centimètre et demi sur deux centimètres à deux centimètres et demi de longueur. Reste une petite fausse membrane sur l'amygdale droite.

Le 25, tout a disparu ; rougeur et gonflement modérés du pharynx.

26, très-grande faiblesse, ne permettant qu'avec peine de rester debout. Cette faiblesse a longtemps persisté, et pendant deux mois, malaises divers, maux de tête, douleurs épigastriques, quelques vertiges.

Observation III. — Scarlatine. — Adénite suppurée. — Rougeole. — Croup. — Trachéotomie. — Guérison

(Docteurs Hudellet et Bouvier)

OBSERVATION COMMUNIQUÉE PAR LE DOCTEUR HUDELLET

Morel, (garçon), quatre ans, rue Neuve, habite partie un rez-de-chaussée où l'on séjourne pendant la journée et partie le premier étage où l'on ne fait que coucher.

Antécédents. — Au mois de mars 1880, scarlatine (en ce moment il existait une épidémie de scarlatine et de rougeole). Adénite cervicale suppurée, drainage, guérison rapide. L'enfant reste faible et se nourrit mal.

Rougeole, le 8 juin ; le 16, aphonie sans dyspnée ni fièvre, Rien dans la poitrine, rien dans le pharynx.

17 et 18, même état. La gorge est examinée et on n'y constate rien.

19, dyspnée pendant la journée, augmentant pendant la nuit : vomitif.

20, ganglions, très-légèrement tuméfiés du côté droit ; dyspnée croissante, sifflement laryngé, tirage manifeste, respiration obscure. Vomitif, cubèbe.

21 matin, voix complètement aphone ; accès de suffocation pendant la nuit ; pas d'albumine dans les urines. Vomitif.

2 heures, du même jour, teinte asphyxique ; nouvel accès de suffocation pendant la matinée : opération décidée. T. A. 38°.

Soulagement immédiat, expulsion de fausses membranes ; respiration très-pure.

Soir, température axillaire 38°3'.

22, l'enfant s'amuse et s'alimente. 38°4' et 38° 6'.

23. 38°, 38°1'.

24. 37°8', 37°4'. Pas d'albumine.

26. Un peu de lait sort par la canule.

27. La quantité de liquide sortant par la canule est plus considérable.

Lait supprimé, aliments solides et demi-liquides.

29. Le larynx n'est pas suffisamment perméable ; la dyspha-gie persiste ; pas d'albumine.

2 juillet. La canule est enlevée ; la plaie se ferme très-rapi-dement. L'enfant se remet lentement. Pendant un mois il a de la peine à marcher ; il tousse et rend des mucosités épaisses.

La dysphagie ne cesse complètement que vers le 10 juillet.

Observation IV. — Croup. — Trachéotomie. — Mort

(Docteurs Hudellet et Nodet)

Renseignements communiqués par le docteur Hudellet. — L'observation n'a pas été prise, et c'est de souvenir qu'est fait le résumé suivant :

Enfant X..., avenue de Challes. Cet enfant est opéré à la pé-riode d'asphyxie. Soulagement. Pendant vingt-quatre heures, la respiration est bonne. Le second jour, la respiration devient difficile ; il rend quelques fausses membranes, et on en extrait d'autres avec la pince. Mort au bout de quarante-quatre à qua-rante-cinq heures.

Observation V. — Croup. — Trachéotomie. — Guérison.

(Docteurs Hudellet oncle et neveu, et Virenque)

OBSERVATION COMMUNIQUÉE PAR LE DOCTEUR HUDELLET NEVEU

Martin (Marguerite), 6 ans 1/2, habite un rez-de-chaussée, rue du Lycée, bonne santé antérieure : rougeole à l'âge de 3 ans.

27 août, légère douleur sur le côté du cou ; enrouement.

28, Dyspnée légère.

29, Les parents appellent le Docteur Hudellet oncle, qui constate de l'aphonie et une gêne assez considérable de la res-piration. Mais rien dans le pharynx ; il fait vomir la malade.

6

30 matin, tirage très marqué, respiration obscure : ganglions légèrement tuméfiés, vomitif, pas de soulagement. A deux heures, l'enfant s'asphyxie d'une façon progressive. Sueurs. T. A. 37° 2'. Les urines examinées ne contiennent pas d'albumine. Opération, très peu de sang. Rejet de fausses membranes, longues de 7 à 8 cent. Soulagement immédiat. Respiration plus rude et plus sèche à gauche. Lait. Malaga. — Soir 37° 8'.

31, éruption scarlatiniforme. Matin 38° 5'. — Soir 38° 2'.

1er septembre, 37° 6'. — 37° 4.

2 sept., 37° 3. — 37° 5, pas d'albumine.

8 sept., la canule est enlevée, l'enfant se lève depuis deux jours.

21 sept., desquamation ressemblant à celle de la scarlatine. Les urines sont examinées de nouveau, il n'y a pas d'albumine.

Observation VI. — Angine diphthéritique. — Guérison

OBSERVATION COMMUNIQUÉE PAR LE DOCTEUR HUDELLET

Desbois, cousine de la petite Marguerite Martin, habitait le même local et a été éloignée immédiatement.

Le 3 sept., plaques diphthéritiques à l'union des parois postérieure et latérale gauches du pharynx. Ganglions assez volumineux. Chlorate de potasse, jus de citron en badigeonnage.

4 sept., l'enfant est debout et ne paraît pas malade. Autres fausses membranes sur l'amygdale droite. T. A. 37° 6.

5 sept., même état.

6 sept., rejet de deux fausses membranes, larges de 7 à 8 millimètres et longues de 1 cent. 1/2 environ.

7 sept., Pharynx complètement libre. L'enfant n'a jamais été alitée. Pas d'albumine dans les urines.

Observation VII. — Croup. — Trachéotomie, — Mort

(Docteurs Hudellet oncle et neveu, et Virenque)

OBSERVATION COMMUNIQUÉE PAR LE DOCTEUR HUDELLET

Villard (Jules), 38 mois, rue Teynière, bonne santé antérieure, n'a jamais été malade, habite à vingt mètres de l'enfant, observ. III. (Morel), habite le rez-de-chaussée pendant le jour, le premier pendant la nuit.

13 sept. 8 h. du soir. Depuis hier, légère dyspnée, voix et toux couvertes, l'enfant est debout et s'amuse. [Sifflement laryngé. Un peu de dépression sus-sternale pendant l'inspiration. Respiration assez nette aux bases. Bruit laryngé couvrant la respiration des parties supérieures.

R. 36. — P. 120. — T. A. 38°. — Fausses membranes couvrant l'amygdale droite. Ganglions sous-maxillaires, légèrement tuméfiés et douloureux ; vomitif, oléo-saccharure de cubèbe.

14 matin, a rendu une fausse membrane, longue de 3 à 4 centimètres. Epistaxis, pendant les efforts de vomissements. Tirage sus et sous-sternal. Respiration plus faible,

R. 36°. — P. 130. — T. A. 37° 8.

A 11 heures 1/2, deux accès de suffocation depuis le matin, ce dernier fort.

Lèvres bleuâtres, affaissement.

T. A. 37° 3'. Pas d'albumine daus les urines.

Opération, trachée molle, quelques difficultés pour introduire la canule. Rejet de longues fausses membranes. Très peu de sang. Respiration pure à droite, rude à gauche.

Soir, a rendu plusieurs débris assez volumineux de fausses membranes.

T. A. 39°. — R. 44. — P. 150.'

Respiration rude aux deux bases.

15 matin, nuit calme, diarrhée, respiration 40, température axillaire, 38° 5.

Dans le milieu de la journée, accès de forte dyspnée, la canule est changée. Une fausse membrane desséchée bouchait en partie la canule et adhérait à la canule externe.

Soir, enfant tranquille, alimentation difficile, diarrhée : cinq à six selles.

Respiration rude, gros râles, surtout à gauche. Quelques petits débris de fausses membranes ont été rendus. R. 36. — T. A. 38° 8.

16, même état. — T. 38°-38° 3'. — Pas d'albumine dans les urines.

17. Respiration rude avec gros râles muqueux. Eau tiède dans la canule. — Changement de canule, suivi de l'expulsion de fausses membranes. — T. 38°

Soir, clapotement continuel de la canule, on retire quelques fragments de membranes avec les pinces. Pulvérisation de vapeur. T. 38° 1'.

18 matin, bruit de drapeaux continuel, a rendu une grosse fausse membrane épaisse, consistance très dure, on en extrait une autre avec les pinces, sans amener de soulagement appréciable.

Inhalations d'oxygène pendant plusieurs heures.

T. matin 37° 9'. — Soir 38° 2'.

Mort le 19 à 1 heure du matin.

Observation VIII. — Angine diphthéritique. — Guérison

(Docteur Hudellet)

OBSERVATION PERSONNELLE

Tirand, 4 ans, place de la Comédie.

15 juillet, souffre un peu de la gorge en avalant. Fausses membranes assez étendues sur les parties latérales du pharynx, derrière les amygdales. Chlorate de potasse, jus de citron.

16, en badigeonnant le pharynx, avec le pinceau, la mère a détaché une fausse membrane épaisse et très consistante.

Il reste un tout petit débris de fausses membranes, à droite.

18. Tout a disparu ; le pharynx est encore rouge, et la déglutition paraît encore douloureuse.

Il n'y a jamais eu de traces d'albumine dans les urines.

Observation IX. — Angine. — Guérison

OBSERVATION PERSONNELLE

Lacroix (Marie), cinq ans, rue d'Espagne, premier étage.

20 août. Est fatiguée depuis deux jours, sans qu'on sache positivement ce qu'elle a. Ne se plaint pas de la gorge.

Fausses membranes sur le pilier droit et les deux amygdales. Ganglions légèrement tuméfiés et douloureux.T. A. 37°8'. Chlorate de potasse, toniques et jus de citron.

21. En examinant le pharynx, la cuillère détache une fausse membrane, longue de deux centimètres et large de un centimètre environ ; mise dans un verre d'eau, elle présente, à n'en pas douter, tous les caractères d'une fausse membrane.

Les fausses membranes persistent sur les amygdales.

Le 23, tout a disparu.

L'urine a été examinée, pendant et après l'angine : elle ne contenait pas d'albumine.

Observation X. — Angine. — Guérison

COMMUNIQUÉE PAR LE DOCTEUR HUDELLET

Chanel, trois ans, rue Pêcherie, troisième étage, appartement sain.

Est fatigué depuis deux jours. Souffrances indéterminées.

3 septembre. Petites fausses membranes sur les amygdales ; pas de fièvre, ganglions un peu tuméfiés. Chlorate de potasse.

4 septembre. Etat stationnaire.

5 septembre. La mère montre une des fausses membranes, qui s'est détachée.

6. On constate encore deux fausses membranes, sur le pilier antérieur gauche et sur l'amygdale du même côté.

7. Plus rien. Pas d'albumine dans les urines.

Observation XI. — Croup. — Trachéotomie. — Mort

OBSERVATION PERSONNELLE

Blanchet, rue des Potiers, fille, 16 mois, maigre, dentition en retard, quatre dents seulement, marche depuis peu, logement malsain. Rez-de-chaussée humide.

D'après les parents, cependant, l'enfant se serait toujours assez bien portée.

Etait souffrante depuis deux jours, lorsque dans la nuit du L au 8 novembre 1880 et dans la journée du 8, on constate du

sifflement laryngé, du tirage, de l'aphonie et des fausses membranes dans le pharynx. Vomitif et tonique.

9 novembre, face pâle, affaissement, respiration superficielle.
Pharynx absolument garni de fausses membranes. Ganglions
légèrement tuméfiés. T. R. 37° 6. — L'opération est proposée
aux parents qui l'acceptent, malgré les chances minimes de
succès (16 mois, enfant chétif, peu avancé pour son âge).

Trachéotomie, peu de soulagement. — Traitement : lait,
café, vin. Dans la journée, l'enfant est mieux, mais la respiration n'est pas pure : elle est mélangée à de gros râles.

T. R. 39° 2'.

Le 10 novembre matin, respiration laborieuse, quelques
débris de fausses membranes ont été rendues par la canule.

T. R. 39°.

Mort à 2 heures.

On n'a pu avoir de l'urine.

Observation XII. — Croup. — Trachéotomie. — Guérison

OBSERVATION PERSONNELLE

Chalus (Camille), 29 mois, faubourg Saint-Nicolas, eczéma
impétigineux, de huit à quinze mois. Pas d'autres antécédents
morbides. Bonne santé habituelle.

Le 11 décembre 1880, léger enrouement.

12, fausses membranes dans la gorge. Ipéca, cubèbe, citron.

13, dyspnée, dans la journée : plusieurs accès de suffocation
pendant la nuit.

14, vomitifs ; d'après les parents aurait rendu une fausse
membrane ; dans tous les cas, soulagement notable d'une heure,
accès de suffocation, après lequel la respiration reste très
gênée.

A 4 heures, respiration s'entend très faiblement, agitation.
Nouveau vomitif. A 8 heures, accès de suffocation, qui laisse
l'enfant très affaissé. L'urine a été examinée et ne contient pas
d'albumine.

T. R. 38°.

Opération, soulagement complet. A 11 heures du soir, hé-morrhagie arrêtée par la compression des bords de la plaie et de l'amadou.

L'enfant a perdu une quantité notable de sang.

Le 15, matin, très calme, boit avec avidité du lait et du vin. T. R. matin 38° 2', soir 38° 6'.

Le 16, T. R. m. 38° 3', s. 58° 5'.

Le 17, nuit agitée, la canule interne fonctionnait mal ; on la nettoyait rarement et elle contient des mucosités desséchées ; la canule est changée et le calme reparaît. T.R. m. 38°, s. 38°1'. Pas d'albumine dans les urines.

Le 18, nuit tranquille, sept heures de sommeil, respiration très pure. T. R., m. 38° 3', s. 38° 5'.

Le 19, m. 38° 4', s. 38° 1'.

Le 20, m. 37° 9', s. 38° 2'.

Le 21, m. 38°, s. 38° 4'.

Le 22, l'enfant ne peut respirer par le larynx, bruit de dra-peau quand la canule est enlevée. T. R., m. 38° 3', s. 38° 5'.

Le 23, 38° le matin.

Le 24, rien de particulier.

Le 25, pendant les efforts provoqués par l'enlèvement de la canule, une fausse membrane est expulsée. T. R. m. 38°.

Le 26, pas d'albumine. T. R. m. 38°.

Le 28, la canule est enlevée, la respiration, d'abord très labo-rieuse, devient facile après quelques efforts. T. R. 38° le ma-tin, 38° 1' le soir.

Le 29, nuit agitée. Actuellement, respiration facile.

La plaie ne laisse plus passer l'air dans les respirations ordi-naires.

Le 30, plaie trachéale fermée. T. R. 37° 5.

Le 3 janvier 1881, la voix a repris ses caractères habituels. Etat général : excellent. Pas d'albumine dans les urines.

Observation XIII. — Croup. — Guérison spontanée

OBSERVATION COMMUNIQUÉE PAR LE DOCTEUR HUDELLET

Clerc (Lucie), 5 ans, habitant à Péronnas, rez-de-chaussée de ferme humide. Bonne santé habituelle.

Elle toussait depuis quelques jours, lorsque le 20 décembre 1880, il survint l'enrouement.

Le 21, enrouement plus considérable, voix tout-à-fait éteinte.

Le 22, vue pour la première fois et voici ce qu'on constate : Aphonie complète, fausses membranes dans le pharynx, sur le pilier et les amygdales. T. A. 37° 3' Ipéca. Chlorate de potasse. Citron.

Le 23, produit laryngé très adhérent, l'enfant est debout.

Le 24, dyspnée intermittente pendant la nuit, petits ganglions derrière les maxillaires. Vomitifs.

Le 25, même état.

Le 26, plusieurs accès de dyspnée pendant la nuit. Le matin, léger bruit laryngé. T. A. 37° 4'

Le 27, matin, léger tirage ; plusieurs accès de dyspnée pendant la nuit. Pas d'albumine dans les urines. Soir, l'enfant a été amené à Bourg pour être surveillé de plus près. Bruits laryngés modérés, légère dépression sus et sous-sternale pendant l'inspiration : vomitif. T. R. 38° 5'.

Le 28, même état.

Le 29, T. R. 38° 4', s. 38° 6'.

Le 30, nuit bonne, respiration facile, quelques débris blanchâtres, persistent encore dans le pharynx.

Le 31, respiration complètement libre. T. R. 37° 8.

Le 4 janvier, respiration normale, mais persistance de l'aphonie. Pas d'albumine.

Observation XIV. — Angine. — Guérison.

OBSERVATION COMMUNIQUÉE PAR LE DOCTEUR HUDELLET

Belaysoud (Tony), 6 ans, faubourg des Blanchisseries. — Bonne santé habituelle.

Le 24 décembre 1880, l'enfant est souffrant depuis deux jours. Malaise général, pas de fièvre, l'enfant est debout.

Ganglions assez volumineux, à droite gros comme un œuf de pigeon, petites fausses membranes très adhérentes sur les amygdales et sur le pilier antérieur droit. Pas d'albumine. Chlorate de potasse.

Les 25, 26, 27, même état.

Le 28, il reste encore une petite plaque du côté droit.

Le 29, plus rien dans le pharynx, ganglions volumineux, pas d'albumine.

Observation XV. — Croup.— Trachéotomie. — Pneuno-mie. — Mort.

(Docteurs Hudellet et Bouvier)

OBSERVATION COMMUNIQUÉE PAR LE DOCTEUR HUDELLET

Clerc, garçon, 35 mois, à Péronnas, frère de la petite fille, (obs. XIII).

Bonne santé habituelle.

Le 23 décembre 1880, petites fausses membranes sur les amygdales et le pilier droit. Un peu de gêne de la déglutition. Larynx libre. Chlorate de potasse, jus de citron.

Le 24 et le 25, même état.

Le 26, plus rien dans le pharynx.

Le 4 janvier, l'enfant n'avait pas été revu depuis le 26 décembre, il paraissait guéri.

Le 2 janvier, enrouement.

Le 3, dyspnée qui augmente pendant la nuit du 3 au 4.

Le 4, à 10 heures du matin, il est trouvé dans l'état suivant : aphonie, bruit laryngé, tirage, rien dans le pharynx.

L'enfant qui se trouvait chez ses parents à trois kilomètres de Bourg est amené en ville pour être opéré. Transporté sur la table, le petit malade reste inerte et sans défense.

Opération. Très grand soulagement, rejet de fausses membranes.

La température n'avait pas été prise avant l'opération. On avait peur de voir succomber l'enfant d'un moment à l'autre.

Soir, la respiration s'entend dans toute la poitrine. Température rectale 39°.

Le 5, matin, bruits canulaires assez forts, a rendu plusieurs fausses membranes, matité au tiers supérieur droit de la poitrine en arrière. Souffles et râles fins. Pas d'albumine, température rectale 40° 5'.

3 heures, même état. T. R. 40° 2'.

8 heures, respiration plus difficile. T. R. 40·.

Mort le 6 à 5 heures du matin.

Observation XVI. — Croup. — Trachéotomie. — Mort

OBSERVATION PERSONNELLE

Dosnier (Alexandrine), 7 ans 1/2, sourde et muette, pensionnaire à l'Asile de la Providence de Bourg. Bonne santé habituelle, sauf pleurésie l'an dernier qui dura trois semaines et dont elle s'est parfaitement rétablie.

Le 18 janvier 1881, légère gêne de la respiration, toux aphone, voix (c'est une sourde-muette parlante) éteinte.

Rien dans le pharynx, rien à l'auscultation. T. A. 37· 8. Vomitif.

Le 19, pendant la nuit, accès de dyspnée, pas d'albumine. Soir, dyspnée progressive, tirage. T. 38·.

Le 20. Grande gêne de la respiration ; tous les signes de l'asphyxie commençante. T. A. 38°. Rien dans la gorge. Opération à neuf heures. Soir, T. 39°.

Le 21. Expulsion de fausses membranes longues et assez épaisses. Respiration bonne ; silencieuse. T. A. m. 38°3'. Soir, 38°.

Le 22. Respiration laborieuse, sifflante, pendant le changement de canule ; il sort une grosse fausse membrane. Une autre très-épaisse est enlevée avec la pince. Cette dernière est très-dure et longue de trois à quatre centimètres.

Petites fausses membranes dans le pharynx ; températur axillaire 37°8'.

Le soir, la respiration s'embarrasse de plus en plus. Pas d'albumine.

Mort le 23, à sept heures du matin.

Observation XVII. — Angine. — Guérison

COMMUNIQUÉE PAR LE DOCTEUR HUDELLET

Morandat (Marie),sept ans et demi,rue des Boucheries; bonne santé antérieure, sauf accès de fièvre intermittente à différentes reprises.

1881. Le 27 janvier, derrière le pilier postérieur, fausses membranes très-adhérentes ; pas de fièvre. L'enfant est debout et ne se plaint que d'un léger mal de gorge. Chlorate de potasse, citron.

Le 28. Une des fausses membranes est détachée.

Le 29. Reste un tout petit point blanc.

Le 30, pharynx uniformément rouge.

Observation XVIII. — Angine. — Croup léger. — Guérison spontanée

OBSERVATION COMMUNIQUÉE PAR LE DOCTEUR HUDELLET

Frémion (Marguerite), rue Crève-Cœur, 7 ans et demi. Bonne santé antérieure 1881.

Le 25 janvier, souffre légèrement de la gorge depuis deux jours. Sur la paroi postérieure du pharynx, sur la luette et les amygdales existent des fausses membranes assez épaisses, et qu'il est impossible d'enlever par le grattage. L'enfant est debout et va en elasse, comme d'habitude. Chlorate de potasse citron.

Le 26 janvier, même état de la gorge, léger enrouement. Pas d'albumine.

Le 27, enrouement plus prononcé, vomitif.

Les 28 et 29, même état.

Le 30, il existe toujours des fausses membranes dans la gorge. Voix plus couverte. T. A. 37°1'.

Le 31, même état. De nouvelles fausses membranes, très-adhérentes, apparaissent dans la gorge. Aphonie.

Le 1er février, sifflement laryngé dans les grandes respirations, accompagné d'une légère dépression sus et sous-sternale. T. A. 37·2'. Pas d'albumine.

Le 2, même état.

Le 3, reste une seule fausse membrane sur le pilier postérieur gauche. Respiration.

Le 4, plus rien dans la gorge.

Le 6, l'aphonie a diminué.

Le 8, l'aphonie a disparu ; mais la voix n'a pas repris ses caractères habituels ; elle est rauque.

Le 1er mars, l'enfant est renvoyée à l'école, et on s'aperçoit qu'elle voit mal.

Le 10, examen des yeux ; l'acuité est réduite à 1/5. Toniques.

Le 25 mars, acuitè 2/3.

Le 15 avril, acuité normale.

Observation XIX. — Angine. — Guérison

OBSERVATION COMMUNIQUÉE PAR LE DOCTEUR HUDELLET

Frémion (Marie), 9 ans et demi, sœur de la précédente malade. Avait été éloignée de la maison dès que la nature de l'affection de sa sœur fut connue.

Le 31 janvier 1881, fausses membranes sur amygdales et paroi postérieure du pharynx. Pas de fièvre. T. A. 37°2'. Chlorate de potasse, citron.

Le 1er février, même état.

Le 2 février, fausses membranes très-adhérentes, on n'arrive pas à les détacher.

Le 3 février, l'enfant ne paraît pas malade ; la plus grande partie du pharynx est recouverte de fausses membranes. Pas d'albumine.

Le 4 février, on détache assez facilement une partie des fausses membranes.

Le 6 février, il reste une seule fausse membrane sur le pilier droit postérieur.

Le 7, plus rien.

Observation XX. — Croup. — Trachéotomie. — Mort

(Docteurs Bouvier et Hudellet).

OBSERVATION PERSONNELLE

Derieux, garçon, 18 mois, rue Teynière. Bonne santé habituelle, eczéma derrière les oreilles depuis quelque temps. S'est trouvé en contact avec un autre enfant de trois ans qui est mort, parait-il, du croup il y a quinze jours.

Le 3 février 1881, enrouement auquel on ne fait pas attention.

Le 4 au soir, dyspnée croissante, vomitif.

Le 5 sifflement laryngé, tirage, aphonie complète. Rien dans la gorge, l'opération est décidée, expulsion de plusieurs fausses membranes, l'enfant paraît peu soulagé. Soir, respiration toujours difficile.

Mort, le 6 février, à 10 heures du matin.

Observation XXI. — Croup. — Trachéotomie. — Mort

(Docteurs Pic et Hudellet)

L'observation avait été prise et a été égarée. Ce qui suit est rédigé de souvenir.

Saldi, garçon, 5 ans ; est apporté à l'hôpital le 19 février matin, il est arrivé à la période d'asphyxie. La trachéotomie est pratiquée immédiatement, rejet de fausses membranes. Pendant les jours suivants la plaie s'enflamme, a mauvais aspect et donne une odeur assez fétide.

Le huitième jour, passe six heures sans canule, on la lui remet le soir.

Le neuvième jour, respire facilement sans canule, se lève et se promène dans la chambre, la plaie a moins mauvais aspect. Brusquement pendant la nuit il est pris d'agitation et d'angoisse, le poul est petit, filiforme, très fréquent.

La respiration est fréquente, mais paraît se faire facilement. On entend le murmure respiratoire dans toute la poitrine. La canule est replacée, néanmoins l'enfant ne tarde pas à mourir.

Observation XXII. — Angine. — Guérison

OBSERVATION COMMUNIQUÉE PAR LE DOCTEUR HUDELLET

Beljeule, petite fille, 7 ans, 23 mars 1881. Un peu souffrante depuis trois ou quatre jours.

Plusieurs fausses membranes très adhérentes sur le voile du palais, les amygdales et la paroi postérieure du pharynx. Pas de ganglions. T. A. 37° 3'. Pas d'albumine dans les urines. Chlorate de potasse. Citron.

Le 24 et le 25, même état.

Le 26, les fausses membranes ont disparu, sauf une sur la paroi postérieure du pharynx.

Observation XXIII. — Croup. — Trachéotomie. — Guérison.

(Docteurs Bouvier et Hudellet)

OBSERVATION COMMUNIQUÉE PAR LE DOCTEUR HUDELLET

Laurent-Lafougère (Jules), 31 mois. Bonne santé antérieure.

29 mars 1881, était souffrant depuis quelques jours ; mais continuait à sortir. Ce jour là, on constate de l'aphonie, une légère dyspnée, rien dans la gorge et pas de ganglions. Vomitif. Quinquina.

30, matin, la gêne de la respiration a augmenté. A 10 heures du soir, sifflement laryngé, tirage : on assiste à un accès de suffocation pendant lequel l'enfant se cyanose. T. R. 38°. Rien dans la gorge. Opération. Très grand soulagement, rejet de fausses membranes longues et effilées.

31 mars matin, T, R. m. 38°, s. 39°.

1ᵉʳ avril, matin, expulsion d'une fausse membrane pendant le changement de canule. T. R. 38° 8', soir 39°.

2 avril, T. R. 38· 7 , soir 37· 5',

3 avril, l'enfant est debout sur son lit, s'amuse et veut se lever. T. R. 38· le matin et 38· le soir,

4 avril, pas d'albumine. T. R. 37· 6' et soir 37· 7'.

5 avril, est resté levé cinq heures. T. R. 37· 4', 37· 5'.

6 avril, matin 37· 3', on n'a pu le faire rester au lit dans la journée.

7, 8 et 9 avril, rien de particulier.

10, l'enfant est debout depuis le matin.

11, enlèvement de la canule : quelques heures après, l'orifice est bouché.

Observation XXIV. — Croup. — Mort sans opération
(Les parents l'ayant refusée).

OBSERVATION PERSONNELLE

Gauthier, garçon, 21 mois, bonne santé antérieure, sauf coqueluche l'an dernier.

4 avril 1881, soir, depuis hier enrouement, actuellement bruit laryngé dans les grandes respirations. Pas de tirage, toux et voix très aphone, sur l'amygdale droite et le pilier antérieur du même côté existent des membranes assez épaisses. Pas de ganglions appréciables. T. R. 37· 8'. Vomitif.

5 avril, matin, difficulté respiratoire, sifflement laryngé, tirage. T. R. 38·, soir 38· 1'. Pas d'albumine.

6 avril, respiration plus difficile. L'opération est proposée dans la journée aux parents qui la refusent. Mort dans la nuit. Cet enfant habitait un rez-de-chaussée humide.

Observation XXV. — Croup. — Trachéotomie. — Guérison
(Docteurs Bouvier, Grenier, Hudellet)

OBSERVATION PERSONNELLE

Bozonnet (Jeanne), 7 ans et 4 mois, rue des Potiers, antécédents bons, sauf quelques bronchites légères et une stomatite aphteuse assez tenace l'été dernier ; état général actuel : bon.

16 avril 1881, léger mal de gorge depuis deux ou trois jours, actuellement aphonie presque complète sans dyspnée, respiration pure ; pharynx, plusieurs fausses membranes sur la paroi postérieure et sur les piliers postérieurs. Petits ganglions. T. A. 37· 6'. Traitement, vomitif, cubèbe ; soir, même état. T. A. 38·.

17 avril. pas de changement, pas d'albumine dans les urines. T. A. m. 37· 8', soir 38· 6'.

18 avril, l'enfant est debout, plus rien dans la gorge ; léger bruit laryngé pendant les grandes respirations. T. A., 37°4', soir, bruit laryngé, plus fort, légère dyspnée, 38°.

19 avril, matin, même situation. T. A., 37°5', soir ; l'enfant a rendu dans la journée deux fausses membranes, l'une petite, l'autre longue de 3 centimètres au moins. Elles viennent certainement des voies aériennes ; car le pharynx était complètement libre. T. A. 38·1'.

20 avril, a rendu encore plusieurs fausses membranes ; il existe toujours du sifflement laryngé ; une gêne de la respiration et une légère dépression sous-sternale, au moment de la respiration. T. A. 37°7' ; soir, respiration meilleure ; une fausse membrane épaisse a été rendue dans la journée. La petite malade est debout et s'amuse.

21 avril, a rendu encore une fausse membrane large et peu épaisse pendant la nuit. Respiration facile. T. A. 37°3', soir 37· 6'.

22 avril. pendant la nuit, rejet d'une fausse membrane, large, longue et mince, 3 cent. 1/2 à 4 cent. de longueur ; soir, très-léger bruit laryngé ; on est obligé d'écouter avec attention pour l'entendre. T. A. 37°5'.

23 avril, aphonie persiste. Respiration très-facile.

24 avril, même état, on la considère comme entrée en convalescence.

25, soir, La respiration redevient sifflante et un peu laborieuse, vomitif.

26, même état, vomitif.

27, matin : pendant la nuit trois accès de suffocation, l'un d'eux a été très fort, actuellement bruit laryngé, s'étendant à distance. Tirage très marqué, respiration très obscure. Vomitif. T. A. 37· 8'. Pas d'albumine dans les urines. La petite malade a été revue plusieurs fois dans la journée. Un fort accès de suffocation à 4 heures. Actuellement les lèvres sont bleuâtres : on suppose qu'il doit y avoir de fausses membranes dans les bronchés, en raison de la longue durée de la maladie et de quelques bruits qu'on croit avoir entendus au niveau des bases. T. A. 38·. Opération, grosse veine jugulaire antérieure évitée, très peu de sang, rejet de plusieurs autres membranes, soulagement très net.

23 avril, T. A. 07· 9', soir, 38·. Respiration très pure.

29, rejet d'une fausse membrane longue et assez molle ; s'est levée dans la journée. T. A. 38· 4' le soir.

30, huit heures de sommeil sans interruption. T. A. m. h8·ı soir est restée levée cinq à six heures. T. A. 38· 2'.

1er mai, matin, T. 37· 3', soir, pendant la journée, s'est mise au piano, T. 38·.

2 mai, T. A. 38·, 38· 2' le soir.

3 mai, 37· 6, 38· 4.

4 mai, matin, 37· 2, la canule enlevée, la respiration paraît se faire assez facilement.

On remet la canule par précaution pour la nuit.

5 mai, la canule est enlevée ; soir, respiration très calme, plaie fermée, pas d'albumine.

8 mai, respiration normale, voix légèrement enrouée mais forte.

Observation XXVI. — Croup — Trachéotomie — Guérison

(Mais l'enfant ne peut pas se passer de canule)
(Docteurs Bouvier et Hudellet)

OBSERVATION COMMUNIQUÉE PAR LE DOCTEUR HUDELLET

Laurent-Lafougère (Francisque), 32 mois, rue Teynière, frère jumeau de l'enfant (obs. XXIII). Bonne santé habituelle.

21 avril 1881, paraissait un peu souffrant depuis quelques jours et était enroué depuis le 15 avril. Actuellement légère dyspnée. Bruit laryngé, aphonie, la respiratien s'entend dans toute la poitrine.

Dans le pharynx une fausse membrane sur le pilier postérieur gauche. Ganglions tuméfiés. T. A. 37· 5. Vomitif. Soir, léger tirage avec bruit laryngé assez fort. T. A. 37· 6'.

8

22 avril, matin, même état, vomitif. T. A. 37· 3. Soir : bruit laryngé fort, tirage dans la journée. épistaxis.

23 avril, matin 4 heures, la dyspnée a augmenté progressivement depuis hier soir. L'enfant commence à se cyanoser. T. A. 38· 5'.

Opération. Soulagement immédiat. Soir : T. A. 39· 4.

24 avril, plusieurs heures de sommeil pendant la nuit. Pas d'albumine. T. A. 38·, soir 38· 3.

25 avril. L'enfant demande à se lever. T. 38°4'. Soir, 37°9'.

26 avril. L'enfant est debout et s'amuse. T. A. 37°7'. Soir, 37°8'.

27, 28, 29, 30 avril. Même état.

1·ʳ mai. On essaye d'enlever la canule ; mais on est obligé de la remettre immédiatement.

2, 3, 4. Même état.

Le 5. Nouvel essai infructueux.

9. Reste une heure sans canule. Au moment où on réintroduit la canule, expulsion d'une fausse membrane de trois à quatre centimètres.

12 mai. On enlève la canule à neuf heures et demie du matin. Respiration un peu sifflante. L'enfant joue, se promène dans la chambre et prononce quelques paroles à haute voix. A deux heures, la respiration est plus difficile. On veut réintroduire la canule : la plaie est complètement fermée. On cherche à écarter les lèvres avec le dilatateur. L'enfant se débat, devient violet et cesse brusquement de respirer. On le jette sur un lit et on débride rapidement avec le bistouri. L'enfant est ranimé difficilement (Respiration artificielle, insufflation et flagellation). Soir, T. A. 39.3.

13 mai. T. A. m. 38°5'. Soir, 38°6'.

14 mai. T. A. m. 38·2'. Soir, 38·1' Pas d'albumine.

15 mai. T. A. 37·5'. 37·3'.

16 mai. L'enfant recommence à manger et à se lever.

Le 21, on essaye d'enlever la canule, elle est remise après quelques minutes. Pas d'albumine.

26. Nouvelle tentative infructueuse.

8 juin. On essaye une canule à soupape. La respiration au

bout de deux heures devient insuffisante et on remet la canule ordinaire. Pendant quelque temps, application de courants continus. A tout hasard, les muscles du larynx ne paraissent pas paralysés : la voix est nette.

Toutes les tentatives qui ont été faites depuis sont restées infructueuses.

Observation XXVII. — Croup — Trachéotomie — Guérison

(Docteurs Bouvier, Hudellet)

OBSERVATION COMMUNIQUÉE PAR LE DOCTEUR HUDELLET

Chevat (Louis), 40 mois, rue des Halles. A 15 mois, pneumonie grave, très-longue convalescence ; depuis, bonne santé.

24 avril 1881. Tousse depuis le 20 avril, pendant la nuit respiration pénible. Actuellement, bruit laryngé s'entendant à distance ; léger tirage : voix et toux couvertes, ganglions tuméfiés. Une fausse membrane sur l'amygdale droite. T. R. 38°. Vomitif, cubèbe.

Soir, même état. T. R. 98° 1'.

25. Sifflements laryngés, plus forts. T. R. 08° 4. Vomitif.

Soir à 7 heures, l'enfant est très-affaissé. Respiration superficielle, teinte bleuâtre des lèvres. T. R. 28° 4'.

Opération : il s'écoule une notable quantité de sang très-noir, rejet de petites fausses membranes effilées et très-minces, soulagement incomplet.

26 avril. On est obligé de prendre la température axillaire, l'introduction du thermomètre dans le rectum détermine de l'agitation. T. A. 48° le matin, soir 68° 6.

27. T. A. 38°. Dans la journée, respiration fréquente et bruyante. La canule est enlevée et on trouve une fausse membrane adhérente aux parois de la canule. Soir, respiration de nouveau difficile, la canule est enlevée, expulsion de mucosités épaisses et de petites fausses membranes ; quelques gros râles dans la poitrine, respiration rude, bruyante.

Canule sèche, eau tiède dans la canule, éponge chaude, devant le cou. T. A. 39°.

28, matin, respiration moins difficile, température axillaire

38·. Soir, respiration rude à droite ; gros râles à gauche. Refuse de manger, pas d'albumine ? T. A. 38· 8'.

29. Nuit très-mauvaise, respiration difficile, bruyante. Au moment de la visite respire mieux. T. A. 38· 2. Soir, la journée a été meilleure. T. A. 38· 7'.

30, matin, respiration assez pure. Expectoration abondante. T. A. 37. 8, soir, 38· 2'.

1·· mai. Même état, respiration pure. T. A. soir 38°5'.

2 mai. 37°8', 38° le soir.

3 mai. T. A. 37° 6'. Soir 38°.

4 mai. T. A. 37° 6. Soir 38°.

5 mai. Pendant le changement de canule, grande gêne de la respiration. Véritable accès de suffocation. T. A. 38° 2', 38° 6'.

6 mai. T. A 38°, 38° 2'.

7 mai. Pas d'albumine. T. A. soir 38°.

8 mai. Nuit mauvaise, agitation. Matin, respiration bruyante. On a été obligé d'injecter de l'eau tiède dans la canule. Ne mange pas et vomit. Lavements avec du lait et du vin;quinine. T. A. 39° matin, et 39° 5' le soir.

9 mai. Le lavement a été gardé. Nuit bonne. Respiration calme. T. A. 37° 4' soir. Accès de fièvre dans la journée. Refuse toute espèce d'alimentation. Sulfate de quinine 0,20, lavement, vin et lait. T. A. 39° 2'.

10 mai. Nuit mauvaise, agitation. T. A. 39° 6' matin. Respiration par le larynx nulle. Pas d'alimentation. T. A. 37° 6'. Quinine.

11, 12, 13 mai. Plusieurs nouveaux accès de fièvre et quelques vomissements.

14 mai. On enlève la canule ; agitation, anxiété. On est obligé de la replacer au bout de quelques minutes. T. A. m. 37° 3'. Soir 38°.

17 mai. La canule enlevée, menace de suffocation. L'enfant est très-pale, a maigri, mais il s'amuse et reste debout une partie de la journée.

19 mai. La canule est enlevée. Vive angoisse du petit malade qui se débat et s'agite et réclame sa canule. On arrive à grand peine à le rassurer.

La respiration d'abord pénible, bruyante, devient plus calme et presque silencieuse. Soir, respiration bonne, plaie fermée. Vin. Bruit laryngé assez fort par moment. Pas d'albumine.

Pendant les jours suivants, encore quelques accès de fièvre.

Le 2 juin, il est emmené à la campagne. A ce moment, la respiration est très-bonne.

Observation XXVIII. — Croup. — Trachéotomie. — Guérison

OBSERVATION COMMUNIQUÉE PAR LE DOCTEUR HUDELLET

Vivier Cécile, quarante-quatre mois, très bonne santé antérieure.

2 juin 1881. Est souffrante depuis deux ou trois jours. Depuis le 30 mai, aphonie.— 2 juin soir. Présente l'état suivant : Sifflement laryngé, tirage modéré, aphonie et toux voilée. A l'auscultation, la respiration s'entend ; elle est en partie couverte pourtant à la partie supérieure par les bruits laryngés.

Rien dans la gorge ; petits ganglions cervicaux. T. A. 37° 8'. Vomitif, cubèbe, malaga, quinquina.

3 juin matin, même état, pas d'albumine dans les urines : l'enfant est debout. T. A. 37° 6'. Soir, 38°.

4 juin. Respiration plus faible. T. A. 37° 5' ; soir, 37° 8'.

5 juin. La respiration devient plus pénible : vomitif. Soir respiration très obscure. L'enfant ne joue plus et est triste. T. A. 38°.

6 juin. Nuit mauvaise ; on la fait vomir. Les lèvres sont légèrement bleuâtres ; nouveau vomitif. Rien dans la gorge. T. A, 38°. A dix heures du matin, la face est cyanosée, l'enfant très abattue.

Opération : Cou gras et gros, trachée molle et profondément située, avec de grosses veines situées au devant.

Soulagement immédiat.

Soir : A presque constamment dormi depuis l'opération ; boit volontiers du vin et du lait. T. A. 39°

7 juin matin. A rendu une fausse membrane, longue de trois centimètres environ et assez épaisse. Quelques râles de bronchite dans la poitrine. T. A. 38° 7'. Pas d'albumine.

Soir : T. A. 39°.

8 juin. Bruit canulaire ; gros râles dans la poitrine ; respiration fréquente. sèche. Eau tiède dans la canule; éponge chaude devant le cou ; sulfate de quinine. T. A. 40° 3'.

Soir : Même état. T. A. 40°.

9 juin. Rejet de plusieurs fausses membranes, dont l'une est assez volumineuse.

Expectoration plus facile. T. A. 39°. — Soir : T. A. 38° 7'. Quinine.

10 juin. Bords de la plaie tuméfiés, rouges, de mauvais aspect. Lotions phéniquées, quinine, malaga, lait. T. A. 38° 5'. Soir : Râles nombreux dans la poitrine. 38° 6. Pas d'albumine.

11 juin. Même état, 38°, 38° 3'.

12 juin. Râles de bronchite moins nombreux, s'alimente, boit. T. A. 38° 1'. Soir, 38° 3.

13 juin. 38° 4' ; soir, 38· 2.

14 juin. Le gonflement du cou a diminué, l'aspect de la plaie est meilleur. Reste une demi-heure sans canule ; on est obligé de la lui remettre. T. 37· 8 ; 38·.

15 juin. 37· 5' ; s. 37· 6'.

16 juin. Reste vingt à vingt-cinq minutes sans canule : l'enfant est debout et s'amuse. T. 37· 6' le matin.

Le 18, ne peut rester plus d'une demi-heure sans canule.

Le 20, canule enlevée. Respiration facile et paisible.

Le 21, nuit agitée, et paraît avoir eu une indigestion. T. A. 39°. Le soir, 39°3'

Le 22, l'enfant est levé et s'amuse. T. 37°2'. La plaie est toujours large et grisâtre. Lotions et pansements phéniqués. Respiration pure, pas d'albumine.

Les 23 et 24, accès de fièvre. Quinine.

Le 25, pas de fièvre. La plaie s'est considérablement rétrécie.

Le 3 juillet, la plaie est cicatrisée, sauf un petit point qui suppure encore. Pas d'albumine.

A eu pendant l'hiver une bronche. Pneumonie grave. Depuis bonne santé;

Observation XXIX. — Croup. — Trachéotomie. — Guérison

OBSERVATION PERSONNELLE

Meunier (Maria), trois ans et deux mois, assez bonne santé antérieure. Toussait depuis huit jours et était enrouée.

Hier, 25 septembre 1881, respiration légèrement sifflante. A fait néanmoins une promenade à pied de deux ou trois kilomètres. Le soir a mangé avec grand appétit. Pendant la nuit dyspnée croissante.

Le 26, à huit heures du matin, première visite, est trouvée dans l'état suivant : Respiration très-difficile, veines saillantes sur les tempes ; fausses membranes dans la gorge.

Ganglions légèrement tuméfiés. T. A. 38°. Opération. Incision un peu latérale, quelques difficultés pour introduire la canule. Soulagement très marqué. Soir 39° 5'. Respiration pure dans toute la poitrine.

27. T. A. 38° 5' matin, 38° 7' le soir.

28. Accès de dyspnée assez fort au moment du réveil, se calmant après l'expulsion de mucosités épaisses. 38° 2', soir 38° 4'.

29. 38° 3', 38 soir.

30. La plaie s'est élargie, elle est blafarde. 38°, 38° 2'.

1ᵉʳ octobre. T. A. 37° 9'. — 38°.

2 — — 38° 1'. — 37° 8'.

3 — — matin, 37° 8·

4 — — — 37·7', 37· 8·, pas d'albumine.

5 Canule enlevée, respiration facile ; plaie large, grisâtre ; pansement phéniqué.

6. Plaie trachéale fermée ; l'enfant est debout.

Observation XXX. — Croup. — Mort sans opération

(Les parents l'ayant refusée).

OBSERVATION PERSONNELLE

Martin Marie, 3 ans, rue des Bons-Enfants, au rez-de-chaussée. Enfant souffreteuse, maigre. L'an dernier, brulure des jambes par eau bouillante. Cicatrisation très lente, en raison probablement de l'état général.

28 septembre 1881. L'enfant était enrhumée et enrouée depuis quelques jours ; lorsque hier soir, l'enfant a été prise de dyspnée.

Ses parents l'ont fait vomir. Ce matin : forte dyspnée, tirage : sifflement laryngé. Pharynx tout couvert de fausses membranes. Ganglions légèrement tuméfiés. Respiration couverte par le bruit laryngé. Vomitif, cubèbe. T. A. 38°. Pas d'albumine.

Soir : l'enfant a été vue plusieurs fois dans la journée, l'état s'aggravant, l'opération est proposée aux parents qui la refusent. Le même soir, à 9 heures. T. 38· 1'. On insiste de nouveau auprès des parents, en leur montrant que c'est la seule chance de guérison. Ils refusent catégoriquement. L'enfant meurt à 10 heures du soir, vingt-quatre ou vingt-six heures après le début de la dyspnée.

Observation XXXI. — Croup. — Trachéotomie. — Mort

OBSERVATION COMMUNIQUÉE PAR LE DOCTEUR HUDELLET

Jouffret (Jeanne), trois ans, antécédents très-bons, conditions hygiéniques très bonnes.

11 octobre. Est malade depuis deux jours. Actuellement, dyspnée, fausses membranes dans la gorge.

12, matin. Sifflement laryngé et léger tirage. Soir : respiration plus difficile. A onze heures du soir l'enfant a eu plusieurs accès de suffocation. La respiration reste pénible et l'enfant commence à se cyanoser ; la température ne peut être prise ; l'enfant se débat et on a peur de provoquer un nouvel accès de suffocation. L'urine a été examinée et ne contient pas d'albumine.

Opération : l'introduction de la canule détermine de l'asphyxie. Retirée et introduite, chaque fois le même phénomène se produit, on suppose que des fausses membranes ont été décollées et repoussées par la canule, le bistouri est repris et on incise avec précaution, immédiatement il se présente des fausses membranes en quantité.

Peu de soulagement.

13. Rend quelques débris de fausses membranes, respiration bruyante.

14. Mort à huit heures du soir, quarante-cinq heures après l'opération.

Observation XXXII. — Croup. — Trachéotomie. — Mort

OBSERVATION PERSONNELLE

Dufour (Julienne), trois ans, rez-de-chaussée, bonne santé habituelle.

Il y a huit jours, toux sèche avec enrouement, l'enfant se serait plainte de la gorge qui n'aurait pas été examinée. Depuis la nuit dernière, dyspnée progressive. Actuellement, 2 novembre 1881, huit heures du soir, sifflement laryngé, tirage, respiration extrêmement faible, on croit entendre quelques râles aux deux bases; pas de fausses membranes dans la gorge, amygdale rouge et assez tuméfiée, vomitifs, pas d'albumine dans les urines. Onze heures du soir, l'enfant est très-abattue, les lèvres deviennent bleuâtres. T. A. 37° 9'.

Opération. Hémorrhagie artérielle : une artériolle a été sectionnée à la partie supérieure de l'incision. Elle est tordue avec une pince hémostatique.

Rejet de fausses membranes, longues, minces et déchiquetées.

3, matin. T. A. 39°, soir 39° 6'.

4, matin. Sécrétion rare ; a vomi.

Pendant la nuit. T. A. 38° 8'. Dans la journée, respiration difficile, sèche ; Eau tiède, injectée dans la canule. Expulsion d'une fausse membrane longue de 2 à 3 centimètres. Tuméfaction du cou sans emphysème. Soir, T. A. 39° 5'. Asphyxie progressive. Mort à 10 heures.

Observation XXXIII. — Croup. — Trachéotomie. — Mort

OBSERVATION PERSONNELLE

Morgue Joseph, rue Verchère, 4 ans. Pendant la première

enfance, eczéma ; l'hiver dernier bronchite durant trois semaines. A toujours été maigre et d'apparence chétive et
depuis quelques jours était souffrant ; toux et extinction de la
voix.

2 novembre soir. Aphonie, respiration facile. Petites fausses membranes sur l'amygdale gauche. Pas de ganglion. T.
A. 38° 2'. Vomitif,

3 nov. matin. Dyspnée ; pas d'albumine. T. A. 38°. Vomitif. Soir, cyanose évidente. T. A. 38° 3'. Opèration ; rejet
de fausses membranes longues de 7 à 8 centimètres.

4 nov. matin, 39· 6'. Pendant la journée, expulsion de
plusieurs fausses membranes assez minces, l'une d'elles bifur-
quée indique son origine bronchique. Rejet d'une autre fausse
membrane pendant le changement de canule. Râle de bronchite. T. A. 38· 3'.

5 novembre, matin. Deux fausses membranes rejetées pendant la nuit. T. A. 39· Pas d'albumine dans les urines. T. A.
38·8'.

6 novembre. A rendu encore, deux petites fausses membranes ; T. A. 38· 5 ; soir, deux nouvelles fausses membranes ex-
pulsées de quatre à cinq centimètres de longueur. Râles de
bronchite persistant, T. A. 39·

7 novembre, Deux fausses membranes rejetées. T. A. 38· 7'.
Albumine en plus grande quantité. T. A. soir 39·3'. Régime
lacté.

8 novembre, matin. Respiration meilleure. T. A. matin 39·1'
soir 39· 4'.

9 novembre. Triste, affaissé. Respiration bonne, alimentation très difficile. Prend difficilement du lait. De temps en
temps un peu de liquide avalé revient par la canule. T. A.
39·2', soir 39·.

10 novembre. T. A. 38·7', soir 38·8'.

11. Canule enlevée, respire sans difficulté, T. A. 38·9', 39·2',
albumine toujours en quantité assez considérable.

12 novembre. Quinte de toux assez fréquentes, amenant des
mucosités assez épaisses, T. A. 38·4', soir 38·5'.

13 novembre. Moins d'albumine, 38· 2', 38·4'.

14. Les mucosités sont toujours rejetées par la plaie. Des liquides sont toujours avalés de travers. Quintes de toux qui découragent l'enfant et rendent l'alimentation difficile. T.A. 38·1', soir 38·5'. Presque plus d'albumine.

15. 38·, 38· 2'.

16. 37· 8', 38· 4'.

17 novembre. Plus d'albumine ; avale toujours de travers ; la plaie trachéale n'est pas fermée. T. A. 37· 7', soir 38.

18 novembre. La plaie est très-rétrécie. T. 37· 3'. Soir 37· 5'.

19 novembre. La plaie de la trachée est fermée ; l'enfant est très-maigre, pâle et très-faible. Toujours de la dysphagie pour les liquides.

24 novembre. La dysphagie a disparu ; l'enfant est debout, mais reprend difficilement des forces.

Observation XXXIV. — Croup. — Trachéotomie. — Guérison.

(Docteurs Alliod et Hudellet).

Derminon (Henry), trois ans, un frère mort du croup il y a plusieurs années.

Observation rédigée de souvenir.

Après quelques jours de malaise, l'enfant présente les symptômes du croup (sans angine), le 24 décembre 1881.

Le 26 décembre. Accès de suffocation répétés. Opération, onze heures du soir. Rejet de fausses membranes, longues et assez épaisses. Accès de fièvre, pendant quelques jours. Canule enlevée le 11 janvier. Cicatrisation le 17.

Observation XXXV. — Croup. — Trachéotomie. — Diphthérie cutanée. — Mort

OBSERVATION COMMUNIQUÉE PAR LE DOCTEUR HUDELLET

Epêche (Joseph), trois ans et demi, rue Lalande, 1. L'an dernier : bronchite pendant six semaines. Depuis, bonne santé.

19 mars 1882. L'enfant toussait depuis quatre ou cinq jours, lorsque hier il a été pris de dyspnée : matin, pendant la nuit, la

gêne de la respiration a augmenté. Actuellement : sifflement laryngé, tirage, pâleur de la face. Fausses membranes' sur les amygdales. Ganglions assez volumineux. Un vésicatoire a été appliqué, il y a deux trois ou jours, sur la poitrine. Plusieurs vomitifs ont déjà été donnés à l'enfant ; on le fait vomir de nouveau.

Soir, cinq heures. L'enfant est en pleine période asphyxique. Lèvres violettes. Abattement. Respiration superficielle. Pas d'albumine dans les urines. T. A. 38· 2'.

Opération. — Soulagement très-marqué.

Huit heures soir, T. A. 38· 9'.

20 mars, matin. 39· 4'. Soir, pendant le changement de canule, une fausse membrane est expulsée et rejetée ; elle est épaisse et consistante. T. A. soir, 39· 3'.

21 mars. Deux fausses membranes ont été rendues pendant la nuit. T. A. matin, 39⁰ 2'. Soir : la surface du vésicatoire se recouvre de fausses membranes. Pas d'albumine dans les urines. T. A. 39⁰. Eau de chaux pour pansement.

22 matin, 38⁰ 4'. Pendant la journée une fausse membrane a été rendue. Soir : 38⁰ 5'.

23. Albumine en assez grande quantité dans les urines. T. A. 38⁰ 4', 38· 3.

24. Toute la surface ulcérée du vésicatoire est recouverte de fausses membranes adhérentes ; les parties voisines sont rouges, tuméfiées ; le cou est gonflé, agitation, pas de sommeil ; alimentation difficile. Pansement avec acide borique ; m. 38⁰ 6 ; s. 38⁰ 8.

25. Toute la partie anterieure de la poitrine est recouverte de fausses membranes. Beaucoup d'albumine. T. A. 38⁰ 5' ; soir, 38⁰ 6'.

26. Même état, 38⁰ 4', 39⁰.

27. La respiration est prise dans toute la poitrine ; le larynx n'est pas libre. L'enfant ne peut se passer de canule. Poitrine très enflammée, rouge, entièrement recouverte de fausses membranes. Affaissement T. matin, 38⁰ 7 ; soir, 39⁰.

38. Mort à cinq heures du soir.

Observation XXXVI. — Rougeole. — Diphthérie. — Trachéotomie. — Mort

(Docteurs Alliod et Hudellet)

L'observation n'a pas été prise, c'est de souvenir que les faits suivants sont rapportés.

Coppin (Jules), trois ans, à Ambérieux, avait la rougeole, depuis une huitaine de jours, lorsque survinrent les fausses membranes.

5 mai 1882. Fausses membranes dans la gorge. Odeur fétide.

7 mai. Pharynx tapissé de fausses membranes. Il s'écoule des fosses nasales un liquide fétide, asphyxie.

Opération. A quatre heures du soir : rejet de fausses membranes, l'enfant reste affaissé.

8 mai. Mort à dix heures du soir.

Observation XXXVII. — Croup. — Trachéotomie. — Guérison

(Docteurs Bozonnet, Hudellet)

Les faits saillants seuls sont rapportés, l'observation n'ayant pas été rédigée immédiatement.

Henri Juv., quatre ans et demi, Montrevel.

8 avril 1877. L'enfant présente les symptômes du croup arrivé à la période d'asphyxie. Fausses membranes dans la gorge.

Opération. Pas d'incident. La canule est enlevée le 8$^{m\cdot}$ jour.

Observation XXXVIII. — Laryngite aiguë

(Docteur Hudellet)

Gallet, garçon, 19 mois, rue des Bons-Enfants. Bonne santé antérieure.

11 novembre 1881 ; à onze heures du soir, brusques accès de dyspnée surprenant l'enfant en pleine santé. Sifflements laryngés. Respiration affaiblie, mais pure. Un petit point blanc sur l'amygdale droite. Voix nette. T. R. 37· 8'. Vomitif.

12 nov. matin. Légère dyspnée ; l'enfant est gai et s'amuse. Même état du pharynx. T. R. 38·. Chlorate de potasse. Soir. La dyspnée a augmenté. Léger tirage. Sifflement laryngé. Voix un peu enrouée. Un peu de coryza. Yeux légèrement rouges et un peu larmoyants. T. R. 39· 5'. Vomitif.

13 nov. matin. Nuit mauvaise. Agitation, pas de sommeil. Sifflement très marqué s'entendant à distance. Tirage. Voix et toux étouffées. Respiration plus faible. Même état du pharynx, pas de ganglions engorgés et pas d'albumine. T. R. 38· 3'. Cubèbe. Vomitif. Soir même état. T. A. 38·.

14 nov. matin. Sifflement et tirage moins marqués. T. A. 37· 2'. Soir 38·.

15. Sifflement laryngé toujours assez fort, couvre en partie la respiration ; léger tirage. T. R. 37° 4. Soir, même état.

16. La respiration s'entend beaucoup mieux, elle est pure.

17. Plus de sifflement. Toux rauque fréquente ; respiration très-pure. 37° 8'. Vomitif.

18. Plus rien.

RÉSULTATS DES TRACHÉOTOMIES

Faites par le Docteur Hudellet

ENFANTS	AGE	GARÇONS	FILLES	GUÉRISONS	MORTS	CAUSES DE MORT
Guérin, obs. 1	4 ans	—	1	—	1	Diphthérie bronchique
Morel, obs. 3	4 ans	1	—	1	—	—
Follieret, obs. 4	—	1	—	—	1	Diphthérie bronchique
Martin, obs. 5	6 ans 1/2	—	1	1	—	—
Villard, obs. 7	3 ans	1	—	—	1	Diphthérie bronchique
Blanchet, obs. 11	16 mois	—	1	—	1	id.
Chalus, obs. 12	29 mois	—	1	1	—	—
Clerc, obs. 15	3 ans	1	—	—	1	Pneumonie
Donier, obs. 16	7 ans 1/2	—	1	—	1	Diphthérie bronchique
Dérieux, obs. 20	18 mois	1	—	—	1	id.
Saldi, obs. 21	4 ans 1/2	1	—	—	1	Accidents cardiaques
Jules Laurent-Lafougère, obs. 23	31 mois	1	—	1	—	—
Bozonnet, obs. 25	7 ans 1/2	—	1	1	—	—
Francisque Laurent-Lafougère, obs. 26	32 mois	1	—	1	—	—
Chevat, obs. 27	40 mois	1	—	1	—	—
Vivier, obs. 28	44 mois	—	1	1	—	—
Monnier, obs. 29	3 ans 1/2	—	1	1	—	—
Jouffret, obs. 31	3 ans	—	1	1	—	—
Dufour, obs. 32	37 mois	—	1	—	1	Diphthérie bronchique
Morgue, obs. 33	4 ans	1	—	—	1	id.
Derminon, obs. 34	3 ans	1	—	1	—	—
Epêche, obs. 35	3 ans 1/2	1	—	1	—	—
Coppin, obs. 36	3 ans	1	—	—	1	Diphthérie cutanée
Juv, obs. 37	4 ans 1/2	1	—	—	1	Diphthérie infectieuse suite de rougeole
TOTAL............ 24 enfants.		14	10	12	12	

Cette petite statistique est bonne; on peut même dire très-bonne (cinquante pour cent de guérison). Elle eût été probablement meilleure encore, étant données les conditions favorables de l'épidémie, sans quelques cas malheureux, comme les suivants :

Obs. 15. Pneumonie aiguë, survenue accidentellement chez un enfant vigoureux, bien portant et qui pouvait guérir.

Obs. 34. Diphthérie cutanée, survenant à la suite de 'application d'un vésicatoire. Mort neuf jours après l'opération ; alors que l'auscultation indiquait une liberté absolue de l'appareil pulmonaire.

Enfin, deux enfants, malgré leur jeune âge, sont venus augmenter la mortalité.

RÉSULTATS ÉLOIGNÉS

Les enfants ont tous été revus, quelques jours avant l'impression de cet ouvrage, sauf deux pour lesquels les docteurs Bozonnet (Obs. 37) et Alliod (Obs. 34), ont bien voulu nous envoyer les renseignements.

Le tableau suivant indique en détail l'état actuel des enfants :

RÉSULTATS ÉLOIGNÉS DE LA TRACHÉOTOMIE

(Les enfants ont été revus en juin 1882)

NOMS	DATE de L'OPÉRATION	ÉTAT GÉNÉRAL	ÉTAT DE LA VOIX	RESPIRATION	CICATRICES			
Morel, obs. 3	20 Juin 1880	Très Bon	Non modifié	Normale	Petite	Grande	Adhérente	Non adhérente
Martin, obs. 5	30 Août 1880	id.	id.	id.	id.	—	—	id.
Chalus, obs. 12	14 Décemb. 1880	id.	id.	id.	id.	—	—	id.
J. Laurent-Lafougère, obs. 23	30 Mars 1881	id.	id.	id.	id.	—	—	id.
Bozonnet, obs. 25	27 Avril 1881	id.	id.	id.	id.	—	—	id.
Fr. Laurent-Lafougère, obs. 26	23 Avril 1881	Bon	—	Bonne	Ne Peut se passer de canule			
Chevat, obs. 27	25 Avril 1881	Très Bon	Non modifié	Normale	Petite	—	—	Non adhérente
Vivier. obs. 28	6 Juin 1881	Bon	id.	id.	—	Large	—	id.
Monnier, obs. 29	26 Sept. 1891	Assez Bon	id.	Actuellement Coqueluche	Petite	—	—	id.
Morgue, obs. 33	3 Novembre 1881	Passable	id.	Bronchite	id.	—	Adhérente partiellement	—
Derminon, obs. 34	26 Décemb. 1881	Très Bon	id.	Normale	id.	—	—	id.
Juv, obs. 37	Avril 1877	id.	id.	id.	id.	—	—	id.

CONCLUSIONS

L'épidémie à laquelle nous avons assisté est bien une épidémie de diphthérie, ainsi que le prouvent la marche de l'affection et l'examen histologique pratiqué par le docteur Gombault.

Elle n'avait pas de caractères infectieux ; elle était bénigne, sauf dans deux ou trois cas.

Elle a fréquemment envahi la trachée et les bronches. Presque tous les enfants (vingt-deux sur vingt-quatre) ont rendu des fausses membranes.

Le diagnostic des angines n'a pas présenté des difficultés. Celui du croup a été quelquefois embarrassant, au début de l'épidémie.

Le traitement médical a été très-simple : Toniques, chlorate de potasse, citron, dans les angines. Vomitifs, cubèbe, dans le croup.

Toutes les angines se sont terminées par la guérison, sauf quatre cas (pneumonie, accidents cardiaques,

diphthérie cutanée, diphthérie secondaire et infectieuse).
Le croup, lorsqu'il a été opéré, n'est devenu mortel que
par l'existence de fausses membranes dans la trachée et
les bronches.

Les paralysies ont été rares et légères.

L'albuminurie a été constatée deux fois seulement.

La trachéotomie a donné de bons résultats, car elle
remédiait au phénomène important : l'asphyxie.